Sven-David Müller-Nothmann
Christiane Weißenberger

**Ernährungsratgeber Gicht –
Genießen erlaubt**

Sven-David Müller-Nothmann
Christiane Weißenberger

Ernährungsratgeber Gicht – Genießen erlaubt

schlütersche

Bibliografische Information Der Deutschen Bibliothek

Die Deutsche Bibliothek verzeichnet diese Publikation in der Deutschen Nationalbibliografie; detaillierte bibliografische Daten sind im Internet über http://dnb.ddb.de abrufbar.

ISBN 3-89993-518-7

Anschrift der Autoren:
Sven-David Müller-Nothmann
Zentrum für Ernährungsberatung und -kommunikation
Viktoriastraße 8
52062 Aachen
Email: info@svendavidmueller.de
www.svendavidmueller.de

Christiane Weißenberger
Lärchenstraße 15
97440 Werneck
Email: Christiane.Weissenberger@Weissenberger-finanz.de

Fotos:
alle Fotos Ingo Wandmacher, außer:
MEV: 11–21, 26, 28, 32, 37, 39, 47, 49, 52, 57, 62, 65, 73, 93, 95, 96, 98, 99, 100 (unten), 101–104, 106, 107, 109, 110, 112, 117, 118, 126
MH Foto Design (Free objects): 76, 85
Hessischer Rundfunk: 31
Corbis: Umschlag vorne links
Getty Images: Umschlag vorne rechts

Legende:
TL = Teelöffel
EL = Esslöffel
kcal = Kilokalorien
g = Gramm
ml = Milliliter
TK = Tiefkühl

© 2006 Schlütersche Verlagsgesellschaft mbH & Co. KG
     Hans-Böckler-Allee 7, 30173 Hannover

2., aktualisierte Auflage
1. Auflage bei Midena Verlag, München, Weltbild Ratgeber Verlage GmbH & Co. KG

Eine Markenbezeichnung kann warenzeichenrechtlich geschützt sein, ohne dass diese gesondert gekennzeichnet wurde. Die beschriebenen Eigenschaften und Wirkungsweisen der genannten pharmakologischen Präparate basieren auf den Erfahrungen der Autoren, die größte Sorgfalt darauf verwendet haben, dass alle therapeutischen Angaben dem derzeitigen Wissens- und Forschungsstand entsprechen. Darüber hinaus sind die den Produkten beigefügten Informationen in jedem Fall zu beachten.

Der Verlag und der Autor übernehmen keine Haftung für Produkteigenschaften, Lieferhindernisse, fehlerhafte Anwendung oder bei eventuell auftretenden Unfällen und Schadensfällen. Jeder Benutzer ist zur sorgfältigen Prüfung der durchzuführenden Medikation verpflichtet. Jede Dosierung oder Applikation erfolgt auf eigene Gefahr.

Alle Rechte vorbehalten. Das Werk ist urheberrechtlich geschützt. Jede Verwertung außerhalb der gesetzlich geregelten Fälle muss vom Verlag schriftlich genehmigt werden.

Gestaltung: Schlütersche Verlagsgesellschaft mbH & Co. KG
Satz: Die Feder GmbH, Wetzlar
Druck und Bindung: Werbedruck GmbH Horst Schreckhase, Spangenberg

Inhalt

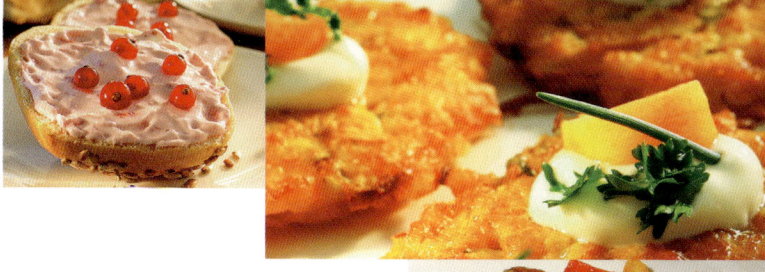

- **7** **Vorwort**
- **9** **Geleitwort**
  von Prof. Dr. med. Wietholtz
- **11** **Einführung**
- **11** Volkskrankheiten Hyperurikämie und Gicht
- **12** Was ist Hyperurikämie und was ist Gicht?
- **12** Die Gicht im Spiegel der Jahrtausende
- **13** Die Gicht im Spielfeld des Metabolischen Syndroms
- **14** Purine und Harnsäure
- **15** Ursachen der Gicht
- **15** Formen der Gicht
- **16** Stadien der Hyperurikämie und Gicht
- **16** Das Gichtrisiko
- **17** Der Gichtanfall
- **19** Manifestationsorte der Harnsäureauskristallisation
- **20** Die Medikamente
- **21** **Richtig essen und trinken bei Hyperurikämie und Gicht**
- **22** Welche Lebensmittel sind bei Hyperurikämie und Gicht geeignet?
- **25** Das richtige Gewicht
- **25** Der Energiebedarf
- **27** Zu viele (Fett-)Kalorien schlagen zu B(a)uche
- **28** Richtig abnehmen bei Hyperurikämie und Gicht
- **29** Kohlenhydrate in der purinarmen Ernährung
- **29** Eiweiße in der purinarmen Ernährung
- **30** Fette in der purinarmen Ernährung
- **31** Richtig essen und trinken bei erhöhten Blutfettwerten (Hyperlipidämie)
- **32** Richtig essen und trinken bei Diabetes mellitus („Zuckerkrankheit")
- **33** Richtig essen und trinken bei erhöhtem Blutdruck (Hypertonie)
- **33** Vitamine und Mineralstoffe
- **34** Richtig trinken
- **34** Vorsicht Alkohol!
- **35** **30 Tipps für das tägliche Leben**
- **43** **Musterpläne**
- **43** Plan mit 300 mg Harnsäure
- **44** Plan mit 500–600 mg Harnsäure

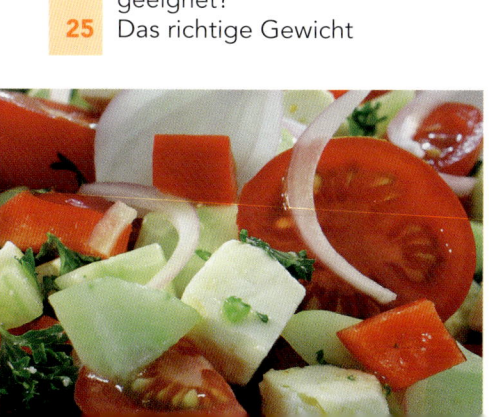

45 Frühstücksträume
- 46 Purinarmes Luxusfrühstück
- 47 Kiwi-Orangen-Müsli
- 48 Birnen-Zimt-Müsli
- 48 Vollfrucht Müsli
- 49 Sonntagsfrühstück
- 50 Sonntagsbrötchen
- 52 Johannisbeerbrötchen
- 54 Käse-Trauben-Brot
- 54 Vollkornbrötchen „Südsee"

55 Herzhafte Mittagessen
- 56 Körnige Lauchcremesuppe
- 57 Französische Zwiebelsuppe
- 58 Gratinierte Tomatensuppe mit Basilikum
- 60 Schwäbische Käsespätzle
- 62 Möhrenpuffer mit Schafskäse
- 64 Knoblauchquark
- 65 Mediterranes Rührei
- 66 Eier in Senfsauce
- 68 Linsengemüse
- 69 Zucchini-Pilz-Ragout
- 70 Backkartoffeln „à la méditerrané"
- 70 Pellkartoffeln mit Meerrettichquark
- 72 Überbackener Tomatenreis
- 73 Gefüllter Kohlrabi mit Parmesan-Kartoffelpüree
- 74 Gnocchi mit Austernpilzen und Mozzarella
- 76 Gemüselasagne
- 78 Bunte Gemüsepaella
- 80 Kabeljau mit Tomaten-Orangen-Sauce
- 82 Lachs im Spinat
- 84 Schollenfilet mit Champignons
- 85 Fischfilet im Gemüsebett
- 86 Puten-Gemüsepfanne „Shanghai"
- 88 Hackbraten
- 90 Zigeunergulasch
- 92 Gemüsespaghetti

93 Leichte Abendessen
- 94 Chicoréesalat „Malteser Art"
- 95 Lauch-Apfel-Salat
- 96 Griechischer Salat
- 98 Möhren-Weißkohl-Frischkost
- 99 Bunter Hähnchensalat
- 100 Herbstsalat
- 101 Großer Rohkostteller
- 102 Marinierter Mozzarella mit Tomaten
- 103 Gazpacho
- 104 Fitnessburger
- 106 Eingelegte Joghurtkugeln „à la Kreta"
- 107 Pikante Apfel-Möhren-Paste
- 108 Kresse-Meerrettich-Aufstrich
- 109 Apfel-Sellerie-Aufstrich „à la méditerrané"
- 110 Avocado-Knoblauch-Aufstrich
- 111 Frühlingsbrot
- 112 Tomaten-Kresse-Brot

113 Süße Zwischenmahlzeiten & Desserts
- 114 Rote Grütze mit Vanillecreme
- 116 Bananenquark
- 116 Apfel-Birnen-Joghurt
- 117 Aprikosen-Brombeer-Traum
- 118 Obstspieße mit Joghurtdekor und Zimt
- 119 Heidelbeerhalbgefrorenes
- 119 Apfeltorte
- 121 Käsekuchen
- 122 Sanddorn-Milchmix
- 123 Heidelbeer-Shake
- 123 Exotischer Mango-Vanille-Drink
- 124 Frischer Rote-Beete-Drink
- 124 Pikanter Gemüse-Drink
- 126 Möhren-Apfel-Shake

127 Rat und Tat
- 127 Wichtige Adressen
- 128 Ernährungsinformationen im Internet
- 128 Buchtipps

129 Autoreninfo

130 Register

Vorwort

Liebe Leserin, lieber Leser,

lecker essen und gleichzeitig die Gicht bekämpfen und die Harnsäure senken – unter diesem Motto steht unser Kochbuch.

Was hatten Alexander der Große, Michelangelo, der Sonnenkönig Ludwig XIV., Karl der Große, Peter Paul Rubens, Martin Luther, Casanova, Johann Wolfgang von Goethe, Charles Darwin, Winston Churchill, Gerd Fröbe und Franz Josef Strauß gemeinsam? Alle litten an Gicht.

Die Gicht gilt als Zivilisationskrankheit, die infolge einer erhöhten Belastung des Körpers mit Purinen auftritt. Purine befinden sich vor allem in tierischen Nahrungsmitteln. Im körpereigenen Stoffwechsel entsteht aus ihnen Harnsäure. Ein hoher Harnsäurespiegel wiederum führt zum Gichtanfall.

Dass eine Umstellung der Ernährung Spaß macht und die Speisen schmecken, beweist das Kochbuch „Ernährungsratgeber Gicht – Genießen erlaubt!".

Abwechslungsreiche, kreative Rezepte wurden mit hilfreichen und interessanten Informationen zum Thema Gicht kombiniert. Mehr als 60 Rezepte, die der ganzen Familie zusagen, bieten viele

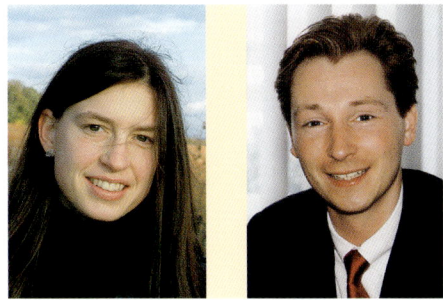

Anregungen und verführen zum Nachkochen.

Wir danken Herrn Martin Gorny, Diätassistent und Diabetesberater der Medizinischen Klinik II am Klinikum Darmstadt, für die Unterstützung bei der Erstellung dieses Kochbuchs.

Christiane Weißenberger
Diätassistentin

Sven-David Müller-Nothmann
Diätassistent

Geleitwort

Liebe Leserin, lieber Leser,

unter Gicht versteht der Mediziner gewisse Veränderungen als Folge von Stoffwechselstörungen, die in erster Linie den Purinstoffwechsel betreffen. Vordergründig sind Veränderungen des Harnsäurestoffwechsels, die häufig mit Störungen des Kohlenhydrat- und Fettstoffwechsels kombiniert sind. Hyperurikämie und Gicht gehören zu den Krankheiten, die im Zeitalter des Wohlstands und der allgemeinen Überernährung immer häufiger werden. Früher war die Gicht als Krankheit der Reichen und Schlemmer bekannt, da sie zumeist mit einem hohen Fleisch-, Wurst- und Alkoholkonsum bei Übergewicht und Bewegungsmangel einhergeht. Heute ist Gicht nach dem Diabetes mellitus die zweithäufigste Stoffwechselerkrankung in Deutschland. Das Risiko, an Gicht zu erkranken, steigt mit der Höhe des Harnsäurespiegels im Blut. Ursachen für eine Erhöhung des Harnsäurespiegels sind entweder eine vermehrte Bildung im Körper und/oder eine verminderte Ausscheidung.

Im Zeitalter der Pharmakotherapie ist die kompetente und verständliche Vermittlung von Ernährungstherapie wichtig, wie sie den Autoren des vorliegenden Werks gelingt, denn bei Hyperurikämie und Gicht ergänzen sich Arzneimittel und Ernährungstherapie. Die Autoren legen ein übersichtliches, für den Laien verständliches und hilfreiches Buch vor, das den derzeitigen ernährungsphysiologischen Stand frei von überkommenen Diätvorschriften vermittelt. Den bei Hyperurikämie und Gicht geeigneten Rezepten sind wichtige Diätempfehlungen vorangestellt. Kreative Kochrezepte erleichtern dem Patienten, sein Ernährungsverhalten zu korrigieren und damit gegen Hyperurikämie und Gicht vorzubeugen. Das Buch „Ernährungsratgeber Gicht – Genießen erlaubt" kann eine individuelle Ernährungsberatung zwar nicht ersetzen, es stellt aber eine wichtige und gute Ergänzung dar.

Prof. Dr. med. Hubertus Wietholtz
Direktor der Medizinischen Klinik II
(Gastroenterologie und Stoffwechselkrankheiten)
am Klinikum Darmstadt

Einführung

Volkskrankheiten Hyperurikämie und Gicht

In Deutschland leiden etwa ein bis zwei Prozent der Bevölkerung oder 820 000 bis 1 640 000 Menschen, oft unerkannt, an Gicht. Von erhöhten Harnsäurewerten (Hyperurikämie), die bei fünf bis zehn Prozent der Betroffenen zur Gicht führen, sind 20 Prozent der westlichen Bevölkerung betroffen. Frauen sind durch das weibliche Geschlechtshormon Östrogen weitgehend vor Hyperurikämie und Gicht geschützt, so dass Männer in der Regel zehnmal häufiger erkranken.

Mit zunehmendem Alter steigt die Hyperurikämie- und Gichthäufigkeit, wobei in den letzten Jahren eine deutliche Verschiebung nach vorn, hin zu jüngeren Betroffenen festzustellen war. Heute leiden bereits vermehrt 25- bis 30-jährige Männer an Gicht. Dies ist ein Zeichen des zunehmenden Wohlstands und des Bewegungsmangels. In den meisten Fällen liegt der Hyperurikämie eine gestörte Harnsäureausscheidung zugrunde. Die Hyperurikämie ist Krankheitszeichen und ein Vorbote bzw. eine Vorstufe der Gicht.

Hyperurikämie und Gicht sind klassische Wohlstandskrankheiten, die insbesondere durch ungesunde und reichliche Nahrungsaufnahme ausgelöst werden. Dieses Buch unterstützt Sie in Ihrer Umstellung auf eine harnsäurearme Ernährung und hilft Ihnen so, Ihr Gichtrisiko zu schmälern. Die richtige Ernährungsweise ist Grundlage jeder Behandlung von Hyperurikämie und Gicht. Eine diätetische Behandlung kann durch keine Medikamente ersetzt werden. Hingegen hilft eine „Gichtdiät" in vielen Fällen, auf Medikamente zu verzichten.

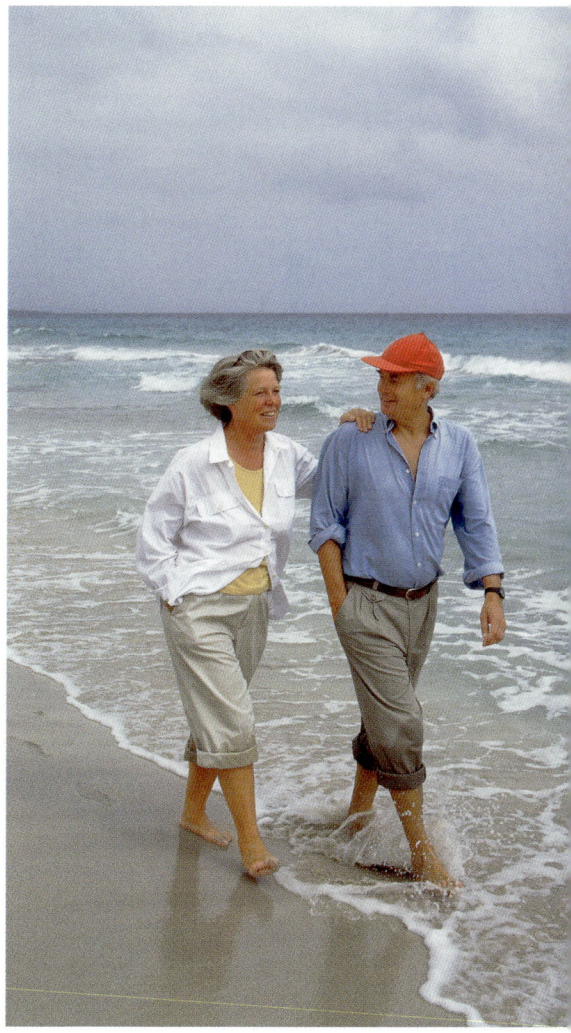

Was ist Hyperurikämie und was ist Gicht?

Bei der Gicht lagern sich in den Gelenken Harnsäurekristalle ab und rufen eine Entzündung hervor. Die Harnsäure ist beim Menschen ein Endprodukt des Eiweißstoffwechsels. Während dieses Stoffwechselprozesses werden Purine, die wir hauptsächlich mit unserer tierischen Nahrung aufnehmen, in Harnsäure umgewandelt. Alter, Geschlecht und Ernährungsweise, aber auch ein ererbtes Erkrankungsrisiko und bestimmte, seltene Stoffwechselstörungen beeinflussen den Harnsäurespiegel im Blut eines Menschen entscheidend.

Täglich fallen durch den Abbau der aufgenommenen Nahrung ungefähr 350 mg Harnsäure neu an. Sie wird normalerweise zu zwei Dritteln über die Nieren und zu einem Drittel über den Darm ausgeschieden. Übersteigt jedoch die anfallende Menge an Harnsäure die körpereigene Kapazität, sie abzubauen oder im Blut zu lösen, kristallisiert sie sich vor allem im Bereich der Gelenkinnenhäute aus. Dort ruft sie eine Entzündung hervor.

Ein von Gicht oder Hyperurikämie Betroffener kann in diesen Stoffwechselkreislauf selbst eingreifen und die Ablagerung von Harnsäurekristallen beeinflussen. Dafür muss er nur darauf achten, wenige Purine mit der Nahrung aufzunehmen. So können die typischen Beschwerden dieser Erkrankungen vermieden oder zumindest verringert werden.

Als Hyperurikämie bezeichnen Mediziner Harnsäurewerte im Blutserum ab 6,5 mg pro 100 ml und höher.

Wissenschaftler definieren Gicht als ein Stadium der Hyperurikämie, die mit einer Auskristallisation der Harnsäure in den unterschiedlichen Geweben des Körpers, also entzündlichen Reaktionen im Knochen und Knorpeln einhergeht. Überdies kann es zu einer Nierenbeteiligung (Harnsäuresteine, Gichtniere) im Rahmen des chronischen Stadiums der Gicht kommen.

Was bedeutet Hyperurikämie?

Hyper	=	Zuviel
urik	=	Harnsäure
ämie	=	im Blut

Die Gicht im Spiegel der Jahrtausende

Vermutlich ist die Geschichte der Gicht so alt wie die Geschichte der Menschheit selbst.

Über viele Jahrtausende wurde die Gicht als eine typische „Krankheit des Wohlstands" angesehen. Die nachvollziehbare Berichterstattung beginnt in Überlieferungen der indischen Veden (bis 1250 v. Chr.), alten Berichten und Darstellungen aus Persien und Ägypten, Beobachtungen von Hippokrates bis zu den Abhandlungen von Seneca, Aretaeus von Kappadokien und Galenus (130–201 v. Chr.) in den beiden ersten nachchristlichen Jahrhunderten sowie in der arabischen und byzantinischen Medizin.

Der Begriff Gicht stammt wahrscheinlich aus der Volksmedizin des 12. Jahrhunderts. Im Altangelsächsischen bezeichnete das Wort „ghida" den Körperschmerz und wurde später zum Begriff „Gicht". Auch die für schmerzhafte Gichtanfälle gebrauchte Bezeichnung Podagra (dt.: „Fußschlinge") war gleichbedeutend mit der Erkrankung. Im Mittelalter sprach man im Zusammenhang mit Gicht vom „Zipperlein".

In Kriegszeiten waren Gichterkrankungen selten. Teilweise gingen bekannte Stoffwechselforscher davon aus, die Krankheit Gicht sei lediglich ein Irrtum ihrer Väter und existiere gar nicht. Dennoch aufgetretene Gichtanfälle in kargen Kriegszeiten sind aber der Beweis, dass die Gicht verschiedene Ursachen hat und auch unterschiedliche Formen aufweist. Besonders selten ist ein angeborener Enzymdefekt, der über die Hyperurikämie zur chronischen Gicht führt.

Die häufigste Ursache der Gicht ist eine erblich bedingte Stoffwechselstörung. Als ernährungsbedingte Ursachen sind eine purinreiche Ernährung, hoher Alkoholkonsum, Überernährung und Übergewicht zu nennen.

der Mediziner als Metabolisches Syndrom, ein Stoffwechsel-Syndrom mit verschiedenen Krankheitsanzeichen. Es stellt in Deutschland die häufigste Todesursache dar. Die Gicht ist somit der Prototyp einer Zivilisationskrankheit.

> Unter Stoffwechsel (Metabolismus) verstehen Wissenschaftler die Prozesse, die zur Energiebereitstellung und Versorgung der Körperzellen mit Kohlenhydraten, Eiweißen sowie Fetten ablaufen.

> Um die Jahrhundertwende betrug die Gichthäufigkeit in Deutschland 3,5 Prozent unter der Gesamtbevölkerung, aber 28,2 Prozent unter Privatpatienten.

Die Gicht im Spielfeld des Metabolischen Syndroms

Die Gicht ist bei Hunderttausenden von Menschen in Deutschland mit Diabetes mellitus (Typ 2), Fettstoffwechselstörungen (erhöhte Blutfette), Bluthochdruck, Übergewicht mit Fettansammlung am Bauch – wie sie häufig beim Mann vorkommt – sowie Gefäßverkalkung (Arteriosklerose) mit koronarer Herzkrankheit und dem Herzinfarkt als Endpunkt verkettet. Diese Krankheitskette bezeichnet

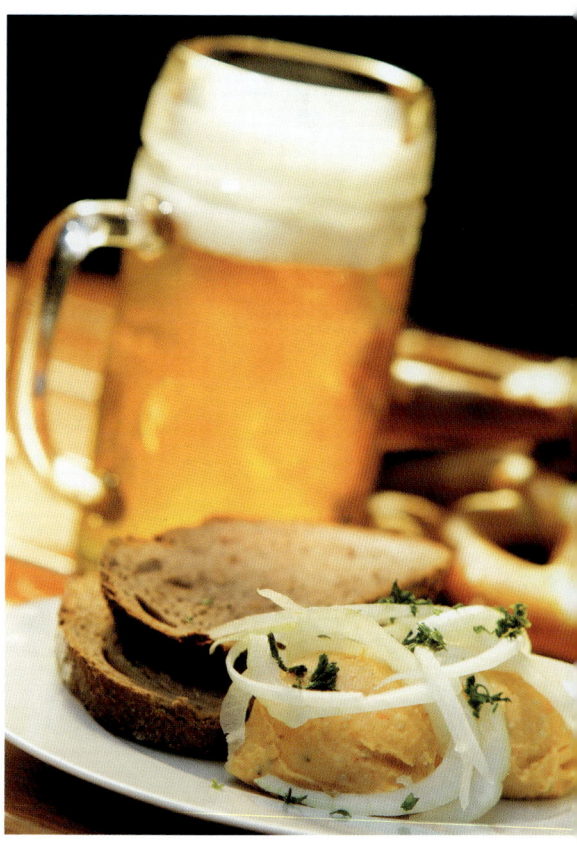

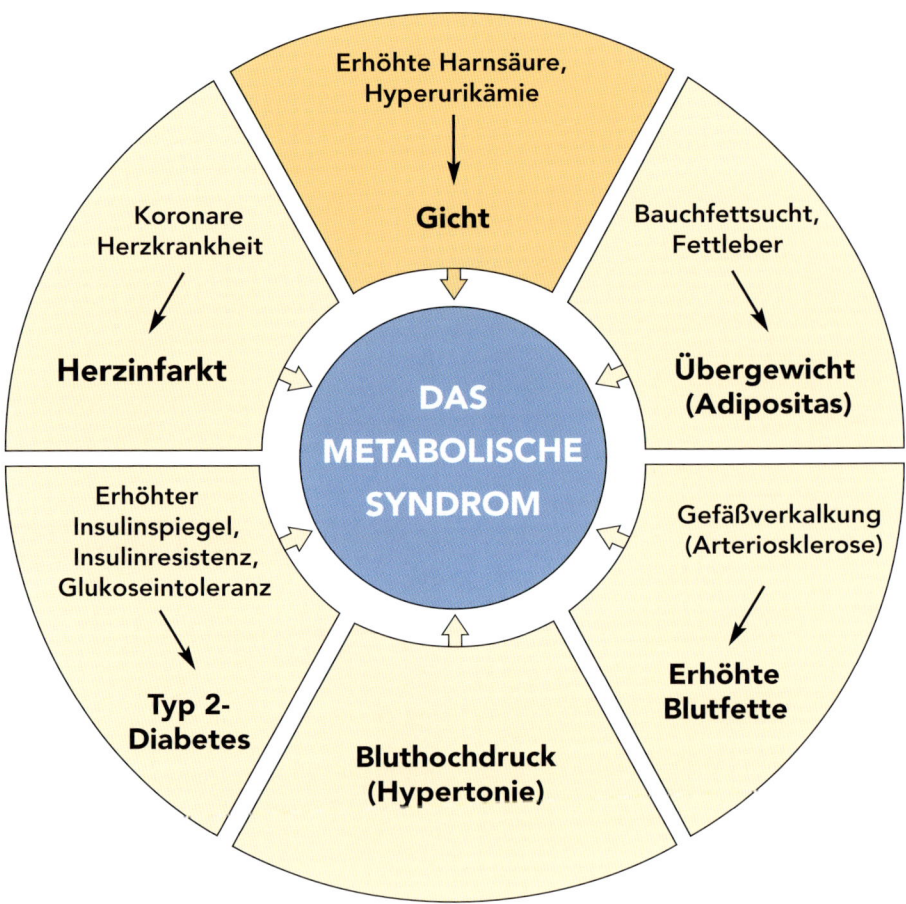

Purine und Harnsäure

Purine sind Bestandteile der Erbinformation jeder Zelle und kommen daher in fast allen tierischen und pflanzlichen Lebensmittel in unterschiedlichen Mengen vor. In der Regel enthalten tierische Nahrungsmittel mehr Purine als pflanzliche, da Pflanzliches über weniger Zellkerne verfügt. Die Harnsäure bildet das natürliche Endprodukt beim Abbau von Purinen im menschlichen Körper. Jeder Mensch hat Harnsäure im Blut. Die im Körper anfallende Harnsäure stammt aus zwei Quellen: aus den Nahrungspurinen und den Purinen, die beim Abbau körpereigener Zellen anfallen.

Harnsäure ist das natürliche Abbauprodukt der Purinkörper, die in den Zellkernen enthalten sind (endogene Purine). Purine werden über die Nahrung aufgenommen und fallen im Stoffwechsel an (exogene Purine).

Ursachen der Gicht

Nicht nur bei der Gicht, sondern auch beim so genannten Altersdiabetes (Diabetes mellitus Typ 2), unter dem in Deutschland rund vier Millionen vorwiegend übergewichtige, ältere Menschen leiden, handelt es sich um Konstitutionskrankheiten, die auch erblich sind. Bei Diabetes und Gicht wirken Umweltfaktoren und die Vererbung in der Erkrankungsentstehung zusammen. Übergewicht, reichlicher Fleisch- und Alkoholkonsum und Bewegungsmangel lösen bei erblicher Vorbelastung Gicht aus. Während in Hungers- und Kriegszeiten Gicht sehr selten ist, steigt die Zahl der Gichtkranken mit zunehmendem Wohlstand an.

Formen der Gicht

Der Mediziner unterscheidet zwei Formen der Gicht, die primäre und die sekundäre Gicht. Während die primäre Gicht eine erblich bedingte Purinstoffwechselstörung ist, tritt die sekundäre Gicht als Folge anderer Erkrankungen auf.

Wie beim Diabetes mellitus sind auch bei der Gicht äußere Umstände (Umweltfaktoren), insbesondere die fleischreiche Fehlernährung, für den Ausbruch der Erkrankung verantwortlich.

Weit weniger als fünf Prozent der Gichtfälle beruhen auf einem angeborenen Enzymdefekt. In diesen wenigen Fällen ist die Gicht eine klassische Stoffwechselerkrankung, die immer und dauerhaft medikamentös behandelt werden muss. Eine alleinige diätetische Therapie ist in diesen Fällen erfolglos, jedoch zur Unterstützung der Medikamente immer notwendig.

Hyperurikämie und Gicht sind krankhafte Zustände des Körpers, die sich etwa 20 Jahre lang still entwickeln. Der Krankheitsausbruch erfolgt beim Mann meist zwischen dem 45. bis 60. Lebensjahr in Form eines schmerzhaften Gichtanfalls. Die „östrogengeschützte" Frau hingegen muss mit einem Ausbruch der Erkrankung in der Regel frühestens

Gichtform	Ursache	Effekte	Häufigkeit
primäre Gicht	Vererbung und Umweltfaktoren	verminderte Ausscheidung, erhöhte Purinzufuhr	sehr häufig, 94 % der Fälle
primäre Gicht	Enzymdefekt	vermehrte Harnsäurebildung	sehr selten, 3–5 % der Fälle
sekundäre Gicht	Krankheit	vermehrte Harnsäurebildung (z. B. Leukämie oder Krebs), verminderte Ausscheidung (z. B. bei Niereninsuffizienz)	selten

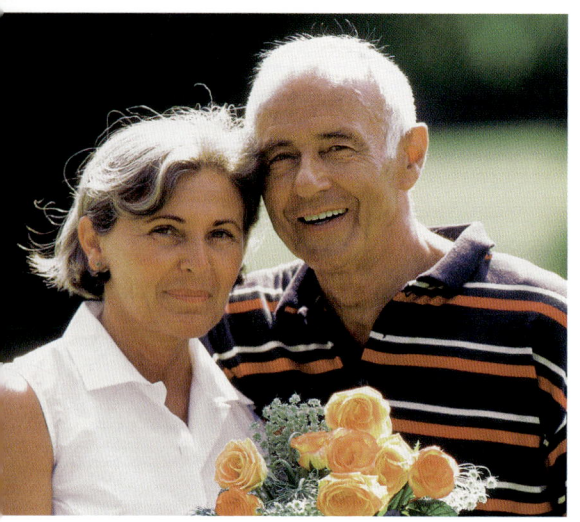

mit 65 Jahren rechnen. Bis zum Klimakterium ist sie besonders gut vor erhöhten Harnsäurewerten und erhöhten Blutfettwerten geschützt und erleidet beispielsweise auch seltener einen Herzinfarkt.

Stadien der Hyperurikämie und Gicht

Die Störungen der Harnsäurebildung und/oder Ausscheidung laufen in verschiedenen Stadien ab. Bei Menschen, in deren Familien Gicht gehäuft vorkommt, liegt eine anfängliche Gichtanlage vor. Bei erhöhter Purinaufnahme beziehungsweise verminderter Ausscheidung von Harnsäure über die Nieren, kommt es zur Hyperurikämie. Diese geht in die meist unbemerkt verlaufende, interkritische Form der Gicht über. Bleibt diese Form unbehandelt, folgt das chronische Stadium der Gicht und es kommt zu gichtbedingten Schädigungen.

Hyperurikämie und Gicht treten als Folge einer erblich bedingten oder erworbenen Purinstoffwechselstörung auf, die mit Erhöhung der Harnsäurekonzentrationen im Blut und Geweben einhergeht. Demzufolge kann es zu Ablagerungen von Harnsäure an verschiedenen Körperstellen kommen.
Da Hyperurikämie und Gicht oft als Folge bestehender Krankheiten (im Rahmen des Metabolischen Syndroms) sowie durch Überernährung auftreten, sind diätetische Maßnahmen zur Vorsorge und Therapie der Hyperurikämie und Gicht unerlässlich. Darüber hinaus kann der Harnsäurespiegel mit einer medikamentösen Therapie gesenkt werden. Medikamente können die diätetischen Maßnahmen nicht ersetzen. Beide Therapien ergänzen einander und werden vom Arzt verordnet.

Das Gichtrisiko

Auf etwa 10 bis 20 Hyperurikämiker kommt derzeit ein Gichtkranker, wobei das Verhältnis von männlichen zu weiblichen Gichtkranken etwa 7–10:1 beträgt. Die Wahrscheinlichkeit, mit der sich Gicht entwickelt, nimmt mit steigender Harnsäurekonzentration im Blut zu. Mit einer Auskristallisation der Harnsäure ist ab 6,4 mg pro 100 ml Blutserum zu rechnen. Ab Werten von über 9 mg pro 100 ml Blutserum tritt fast immer ein Gichtanfall auf.

Ähnlich wie bei Salz und Zucker in Wasser oder Tee, kann sich von Harnsäuresalzen nur eine bestimmte Menge im Blut auflösen. Ist die Lösung, das Blut, mit Harnsäure gesättigt, kommt es zur Ausfällung (Ablagerung) der Harnsäurekristalle. Mediziner geben für Männer und Frauen unterschiedliche Normalwerte der Harnsäure im Serum an. Für Frauen gilt die obere Grenze von 5,5 mg Harnsäure pro 100 ml Serum und für Männer 6,5 mg Harnsäure pro 100 ml Blutserum.

Normalwerte der Harnsäure im Serum:

Frauen: bis 5,5 mg/100 ml

Männer: bis 6,4 mg/100 ml

> 6,4 mg/100 ml = Hyperurikämie

Hyperurikämie wird in der Regel bei Routinekontrollen des Blutes vom Arzt festgestellt, denn erhöhte Harnsäure tut nicht weh! Es gibt viele Menschen mit erhöhter Harnsäurekonzentration im Blut, die noch nie einen Gichtanfall hatten. Unbehandelt werden sie aber früher oder später einen Gichtanfall bekommen. Es ist sinnvoll, zweimal jährlich oder im Rahmen des allgemeinen Check-ups die Harnsäurekonzentration vom Arzt überprüfen zu lassen.

Der Gichtanfall

Harnsäure ist im Blut und im Gewebe des Körpers nur begrenzt löslich. Steigt die Konzentration der Harnsäure im Serum über 6,4 mg pro 100 ml an, fallen Salze der Harnsäure, als Urate bezeichnet, als Kristalle aus. Bei Hyperurikämie können Harnsäurekristalle in den Gelenken, den Weichteilen und den Nieren ausfallen. Das Ausfallen der Harnsäure ist abhängig von Umgebungsbedingungen wie beispielsweise der Außentemperatur. Dieser Aspekt ist für die Extremitäten, wie etwa die Zehen und Finger, von Bedeutung. Bei ihnen liegt bei Kälte eine verminderte Durchblutung vor, dieser Kältereiz begünstigt das Auskristallisieren. In mehr als 50 Prozent der Fälle kristallisiert die Harnsäure zum ersten Mal im Großzehengrundgelenk aus. Es kommt zum extrem schmerzhaften akuten Gichtanfall. Der Mediziner bezeichnet den Gichtanfall im Großzehengrundgelenk als Podagra (griech.: „pous agra", dt.: „Fußschlinge"). Früher bezeichnete der Volksmund den Gichtanfall, der im Großzehengrundgelenk schmerzte, als „Zipperlein". Bei Frauen zeigt sich der der Gichtanfall bevorzugt in schmerzenden Fingergelenken.

Ab einem Harnsäuregehalt von 9–10 mg pro 100 ml Serum ist in den meisten Fällen mit einem akuten Gichtanfall zu rechnen.

Die ersten Gichtanfälle treten in der Regel in Intervallen von einem halben bis zu einem Jahr auf. Es ist ebenfalls möglich, dass mehrere Jahre zwischen den einzelnen Gichtanfällen vergehen. Der

Betroffene vergisst über diesen langen Zeitraum seine Erkrankung und bricht möglicherweise die notwendige Therapie ab. Über kurz oder lang kommt es wieder zum schmerzhaften Gichtanfall, obwohl dies mit der Einnahme der verordneten Medikamente und der Einhaltung der Ernährungsempfehlungen hätte vermieden werden können.

> Zum akuten Gichtanfall kommt es oft nach einem üppigen Essen mit viel Fleisch und/oder übermäßigem Alkoholkonsum. Ebenso können Fasten, Nulldiät oder auch das Weglassen der entsprechenden „Gicht-Medikamente" einen Gichtanfall auslösen.

Was passiert beim Gichtanfall?

Beim akuten Gichtanfall kristallisiert die Harnsäure im betroffenen Gewebe (beispielsweise dem Großzehengrundgelenk) aus und lagert sich ab. Die weißen Blutkörperchen versuchen die Kristalle (Urate) aufzunehmen und zu beseitigen. Die Urate sind messerscharf, schädigen alle umliegenden Zellen und führen zu einer Entzündung. Dieser Vorgang wiederholt sich bei Hyperurikämie ständig, die Entzündung schreitet fort, Schmerzen stellen sich ein und es kommt zum Gichtanfall.

Ein akuter Gichtanfall entsteht typischerweise nachts mit Schwellung und Rötung des betroffenen Gelenks. Er geht mit heftigen Schmerzen einher. Das Gelenk kann so sehr schmerzen, dass selbst das Gewicht der Bettdecke unerträglich wird. Das Gelenk ist bei einem ausgeprägten Gichtanfall hochrot bis bläulich verfärbt, die Haut ist gespannt und glänzend. Unbehandelt kann ein Gichtanfall innerhalb weniger Tage bis maximal zwei Wochen abklingen. Bei sachgerechter medikamentöser Therapie und Ruhigstellung des betroffenen Gelenks ist nach wenigen Tagen mit Linderung zu rechnen. Bei Nichtbehandlung schreitet die Erkrankung weiter fort und schmerzhafte Anfälle treten häufiger auf. Also: Die Therapie lohnt sich wirklich!

Hilfen während und nach einem Gichtanfall

Achten Sie auf ausreichende Flüssigkeitszufuhr von mindestens 2,5 Liter in Form von Mineralwasser, verdünnten Obst- oder Gemüsesäften, Kräuter- und Früchtetees, Malzkaffee oder Light-Getränken. Vorsicht ist hingegen bei Fleischbrühe geboten, da diese extrem viele Purinkörper enthält. Gut geeignet sind vegetarische Brühen, die allerdings keine Soja- oder Hefeextrakte enthalten sollten.

Richtig essen und trinken während des akuten Gichtanfalls

Während des akuten Gichtanfalls sind neben der medikamentösen Therapie eine relativ streng purinarme Kost, die maximal 300 mg Harnsäure enthält, sowie eine reichliche Flüssigkeitszufuhr von mindestens 2,5 Liter einzuhalten.

Wie Sie einem erneuten Gichtanfall vorbeugen können

Die Behandlung stellt eine Dauertherapie dar. Der Erfolg ist von der konsequenten Einnahme der verordneten „Gicht-Medikamente" und der Einhaltung der in diesem Buch vorgeschlagenen Ernährungsweise abhängig. Bei Unterbrechung der Behandlung kann der Harnsäurespiegel rasch wieder den Grenzwert übersteigen.

Eine erneute Auskristallisierung der Harnsäure sowie ein Gichtanfall oder eine Nierenkolik können die Folge sein.

> Die Gichtanfallshäufigkeit und die gichtbedingten Folgen hängen sehr davon ab, wie vernünftig Sie sich nach den ersten Anfällen verhalten.

Warum Fasten einen Gichtanfall hervorrufen kann

Bei einer Kalorienzufuhr unter 1200 Kilokalorien baut der Körper reichlich Zellen (Fett- und Muskulatur) ab. Während dieser Abbauprozesse fallen viele körpereigene Purine an, die wiederum zu Harnsäure verstoffwechselt werden. Zudem löst der Fettabbau eine Stoffwechselsituation aus, die mit einer Ketonkörperbildung einhergeht. Ketone sind Fettabbauprodukte und hemmen die Harnsäureausscheidung. Als Betroffener sollten Sie also nicht Fasten, Heilfasten oder eine Crashdiät mit extrem wenigen Kalorien durchführen. Auch Diäten, die den Konsum von Alkohol einschließen oder einen vermehrten Verzehr von Fleisch propagieren, sind nicht empfehlenswert.

Manifestationsorte der Harnsäureauskristallisation

Die Harnsäure kristallisiert in den Gelenken, Weichteilen und Nieren aus.

Gelenke

Die Harnsäurekristalle lagern sich in Gelenknähe ab und schädigen die Knochen und Knorpel. Das führt zur Abnutzung des Gelenks, was als Arthrose bezeichnet wird. Das Endstadium stellen beispielsweise die typischen Gichtfinger dar, die stark verformt und bewegungseingeschränkt sind. Bevorzugt betroffen sind Großzehengrundgelenk, Sprunggelenk, Fußwurzelgelenk, Kniegelenk, Finger- und Handgelenke. Nach einem Gichtanfall ist das Gelenk wieder voll funktionstüchtig und belastbar. Wiederholt auftretende Gichtanfälle im gleichen Gelenk schädigen es jedoch im Laufe der Zeit und führen zur Arthrose.

Weichteile

Die Harnsäurekristalle lagern sich in den Weichteilen (z. B. Ohrmuscheln und Knochen umgebende Gewebe an beispielsweise Ellenbogen, Fingern und Zehen) ab. Das Gewebe reagiert auf diese Kristalle wie auf einen Fremdkörper und kapselt diese ein, was als Gichtknoten (Tophi) bezeichnet wird. Die Bildung der im Volksmund auch als Gichtperlen bezeichneten Knoten verläuft in der Regel unbemerkt und schmerzlos.

Nieren

Die Harnsäurekristalle lagern sich zu 20–40 Prozent in den Nieren oder den ableitenden Harnwegen als Harnsäuresteine (Uratsteine) ab. Diese Ablagerungen schädigen die Niere nachhaltig, fördern den Harnstau und können Infektionen auslösen. Harnsäuresteine können zu Nierenkoliken führen.

Der Arzt spricht von einer Gichtniere, wenn sich die Gefäße der Niere verändern, Harnsäure im Nierengewebe ablagert und Harnsäuresteine Entzündungen und Infektionen begünstigen. Die Gichtniere, die extrem selten geworden ist, kann eine Ursache für den Ausfall der Nierenfunktion und die Einleitung einer Dialysebehandlung sein. Oft bestehen schon Monate oder Jahre vor einem Gelenkbefall gichtbedingte Nierenveränderungen. Wird eine medikamentöse und diätetische Therapie zur Senkung der Harnsäure konsequent durchgeführt, können sich vorhandene Steine auflösen und kaum neue ausbilden. Der Arzt kann zusätzlich weitere Maßnahmen verordnen.

> Beim Vorliegen von Harnsäuresteinen müssen täglich mindestens 2,5 bis 3 Liter Wasser, verdünnter Fruchtsaft, Früchte- oder Kräutertee getrunken werden.

Die Medikamente

Colchizin ist bis heute im akuten Gichtanfall das Mittel der Wahl. Es wird aus dem Samen der Herbstzeitlosen gewonnen und muss vom Arzt verordnet werden. Nur bei starken Schmerzen im akuten Gichtanfall wird Colchizin verabreicht.

Da die Gicht auf einem Missverhältnis zwischen Bildung und Ausscheidung von Harnsäure beruht, ist eine dauerhafte Therapie notwendig. Die schwerwiegenden Folgen der Gicht lassen sich vermeiden, wenn frühzeitig und dauerhaft eine Senkung des Harnsäurespiegels erreicht wird und damit die schädliche Ablagerung der Harnsäurekristalle ausbleibt. Eine dauerhafte medikamentöse Therapie ist erforderlich, wenn eine Nierenschädigung vorliegt oder die Harnsäurekonzentration im Serum trotz purinarmer Kost ständig über 8 mg/100 ml liegt.

Medikamente können die Harnsäureausscheidung fördern oder die Harnsäurebildung hemmen. Die Substanz Allopurinol hemmt enzymatisch die Entstehung von Harnsäure und fördert gleichzeitig die Ausscheidung eines Zwischenprodukts des Harnsäurestoffwechsels. Der Mediziner bezeichnet Allopurinol als Urikostatikum.

Als weitere Therapeutika stehen die Substanzen Benzbromaron und Sulfinpyrazon zur Verfügung. Diese Substanzen erhöhen die Ausscheidung der Harnsäure über die Nieren und werden als Urikosurikum bezeichnet. Viele Patienten erhalten eine Kombinationstherapie aus Urikostatikum und Urikosurikum, die einander therapeutisch ergänzen. Der Arzt legt die Dosis der „Gicht-Medikamente" anhand der Harnsäurewerte und der Nierenfunktion des Patienten fest. Die Medikamente müssen lebenslang eingenommen werden, um die chronische Erkrankung im Zaum zu halten.

> Therapieziele bei Hyperurikämie und Gicht sind die Behandlung des akuten Gichtanfalls, die dauerhafte Senkung des Harnsäurespiegels im Blut und somit die Vermeidung weiterer Gichtanfälle.

Vor nahrungsbedingten Ausschweifungen (Karneval, Geburtstagsfeiern, Schlacht am kalten Buffet) kann in Absprache mit dem Arzt eine höhere Dosierung des Gichtmittels Allopurinol vorgenommen werden. Da Allopurinol eine Halbwertzeit von 24 Stunden hat, spielt es keine Rolle, ob Sie das Medikament morgens oder abends einnehmen.

Richtig essen und trinken bei Hyperurikämie und Gicht

Ursache für einen erhöhten Harnsäurespiegel und damit letztlich Ursache einer Gichterkrankung ist in mehr als 95 Prozent der Fälle eine Störung der Harnsäureausscheidung. Sehr selten bildet der Körper selbst zu viel Harnsäure. Der Harnsäurepool des Körpers ist abhängig von der Zufuhr (Puringehalt der Lebensmittel) und der Ausscheidung der Harnsäure. Wenn die Ausscheidung der Harnsäure über die Nieren nicht ausreicht, ist es wichtig, dass wenig Harnsäure entsteht. Eine purinarme Ernährung ist daher Grundlage der Therapie von Hyperurikämie und Gicht.

Für Hyperurämiker sind viele pflanzliche Lebensmittel, Milch und Milchprodukte sowie Eier unbedenklich. Alle Lebensmittel, die wie Fleisch, Innereien und Wurstwaren zellkernreich sind, sollten stark eingeschränkt werden (maximal 100 g täglich). Die tägliche Harnsäureaufnahme sollte 300 bis 500 mg nicht überschreiten. Eine strenge Diät mit der Aufnahme von weniger als 300 mg Harnsäure verordnet heute kaum ein Arzt. Die früher als streng purinarme Diät verordnete Kost durfte maximal 120 mg Harnsäure enthalten. Eine solche Ernährungsweise ist jedoch kaum durchführbar und unnötig.

Der menschliche Körper ist außerstande, Harnsäure weiter abzubauen. Daher werden 75 Prozent der Harnsäure über die Nieren und 25 Prozent über

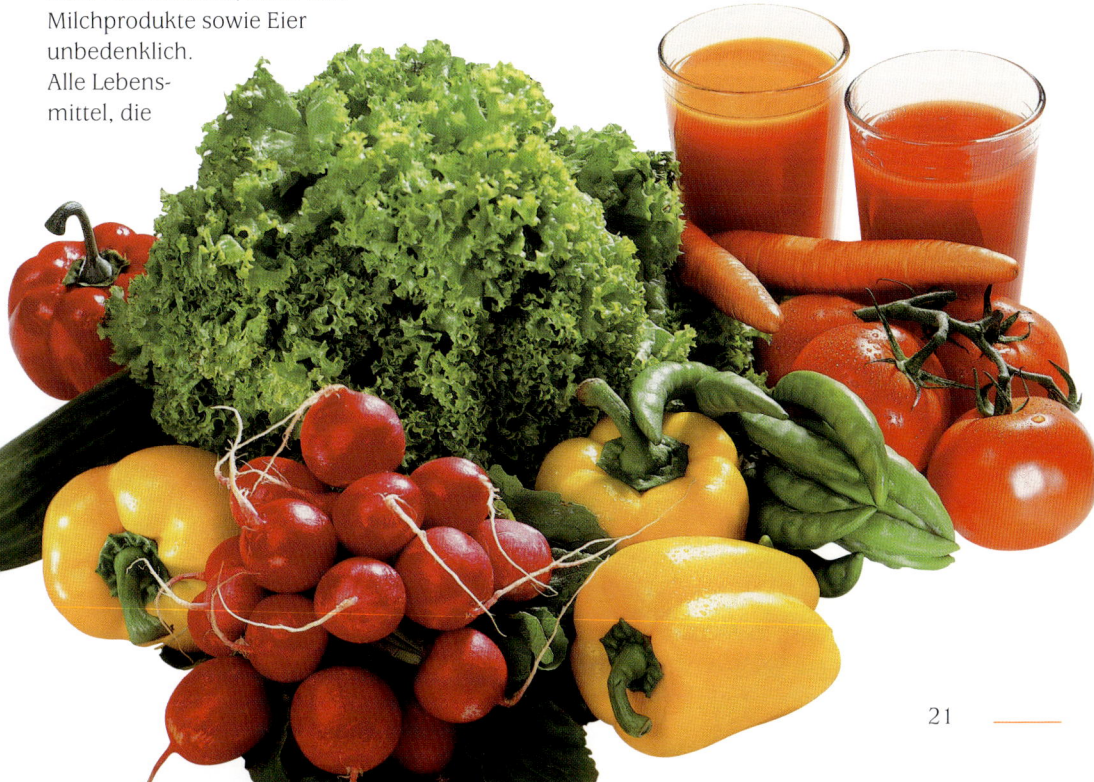

den Darm ausgeschieden. Bei einem gesunden Menschen halten sich Aufnahme, Bildung und Ausscheidung von Harnsäure das Gleichgewicht. Bei Hyperurämikern ist dieses Gleichgewicht gestört. Sie bilden entweder zu viel Harnsäure und/oder scheiden zu wenig Harnsäure über die Nieren aus. Dadurch steigt der Harnsäurespiegel im Blutserum an. Ab einer Harnsäurekonzentration von 6,4 mg/100 ml Serum besteht die Gefahr, dass Harnsäure in Form von Kristallen ausfällt.

In der Regel wird, wie in diesem Kochbuch auch, der Puringehalt als Harnsäuremenge in Milligramm angegeben. Lassen Sie sich aber durch unterschiedliche Angaben aus Nährwerttabellen oder anderen Kochbüchern nicht verwirren, alle Bezeichnungen meinen in der Regel das Gleiche.

Welche Lebensmittel sind bei Hyperurikämie und Gicht geeignet?

Einige Lebensmittel sollten vermieden werden, da sie reichlich Purine enthalten. Viele andere Lebensmittel enthalten zwar Purine, aber nicht in dem Maße, dass Sie ganz darauf verzichten müssten. Bitte beachten Sie die Hinweise, die wir Ihnen geben. Viele Lebensmittel enthalten wenig oder gar keine Purine und sind daher für Ihre Ernährung gut geeignet. In der Tabelle können Sie leicht nachsehen, was sich für Sie gut geeignet, in Maßen eignet oder von Ihnen vermieden werden sollte.

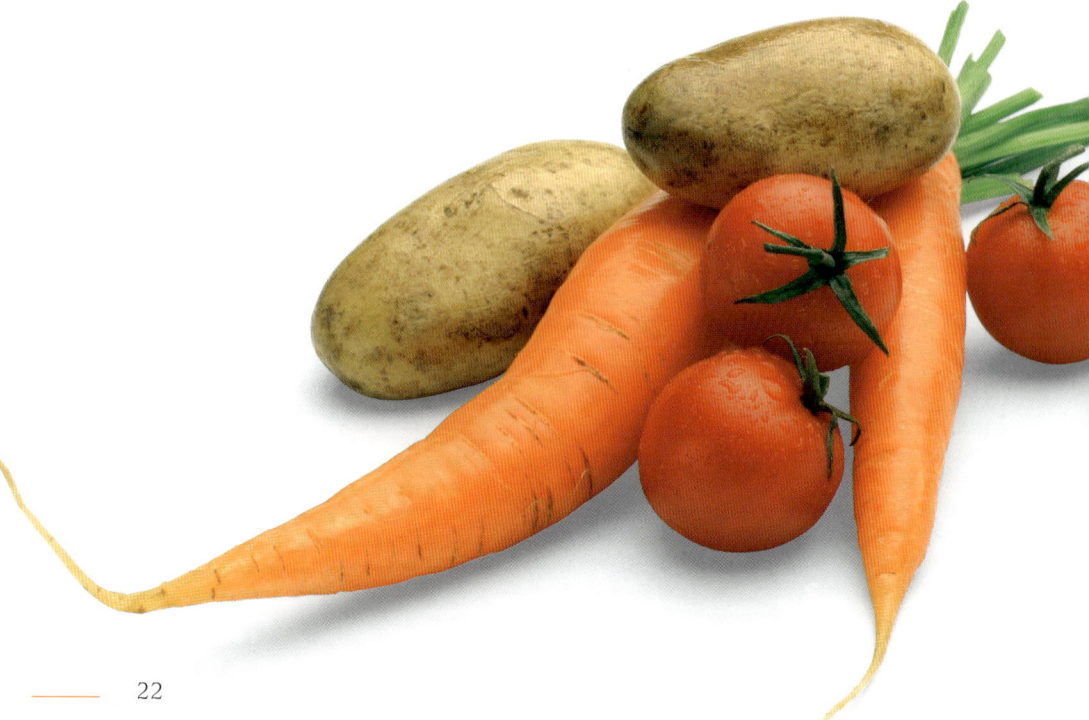

Gut geeignete Lebensmittel – purinfrei oder extrem purinarm	Anmerkungen
Wasser, Mineralwasser, schwarzer Tee, Kräuter- und Früchtetee, Kaffee (mit und ohne Koffein), Malzkaffee, Kakao, Obst- und Gemüsesäfte, Limonade und Colagetränke	
Weiß- und Rotwein sowie Sekt	Bis zu einem Glas (150 ml) und **nicht** täglich.
Milch (jede Fettstufe), Kondensmilch, saure Sahne, süße Sahne	bei Übergewicht: Fettgehalt der Milch nicht mehr als 1,5 % bei Übergewicht: süße Sahne ungeeignet
Buttermilch, Dickmilch, Kefir, Molke Quark, Frischkäse, Hüttenkäse, Harzer-Käse, Schnittkäse (alle Sorten), Weichkäse (Camembert, Brie), Edelschimmelkäse (z. B. Gorgonzola)	bei Übergewicht: Magerquark bei Übergewicht: Fettgehalt bis 45 % Fett i. Tr.
Eier	kalorien-, fett- und cholesterinreich
Butter, Margarine, Halbfettprodukte, Diätmargarine, Schmalz und Öl	bei Übergewicht: Halbfette verwenden bei erhöhtem Cholesterinspiegel: pflanzliche Fette in geringen Mengen verwenden
Obst	
Nüsse	bei Übergewicht: ungeeignet
Zucker- und Zuckerwaren, Konfitüre/Marmelade	bei Diabetes: nicht gut geeignet bei Diabetes: nur mit Zuckeraustauschstoffen und Süßstoffen süßen
Honig	bei Diabetes: nicht geeignet
Kartoffeln	bei Übergewicht und erhöhtem Cholesterinspiegel: fettarme Zubereitungsmethoden wählen
Grieß, Stärke, Sago, Puddingpulver, Mehl	
Nudeln, Reis	
Gemüsebrühe, Salz, Gewürze	Bitte verwenden Sie fluoridiertes Jodsalz.
Gemüse, Salate und Pilze	Trotz eines teilweise hohen Puringehalts wirken pflanzliche Lebensmittel nicht so belastend auf den Harnsäurestoffwechsel des Körpers und sind daher geeignet.

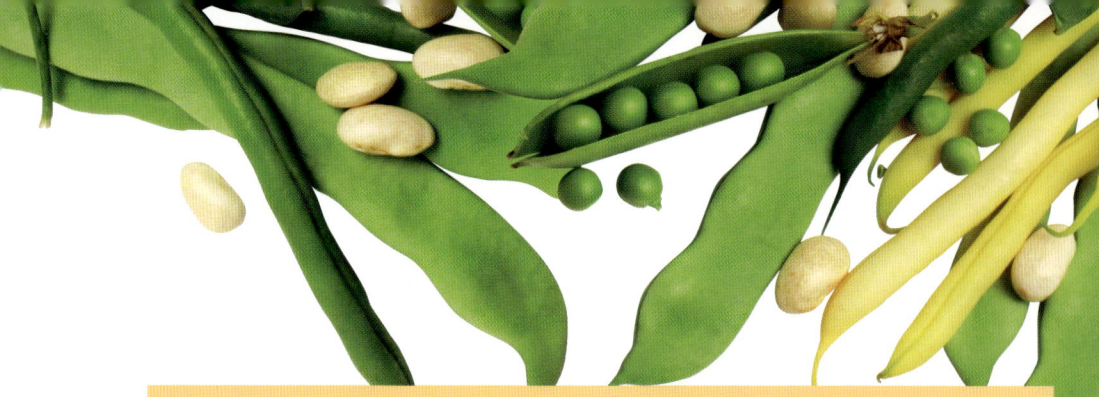

In Maßen geeignet – mittlerer Puringehalt	Anmerkungen
Fleisch, Wurst, Schinken und Fleischwaren	Insgesamt maximal 100 g am Tag, bei einer streng purinarmen Kost allerdings ungeeignet.
Fisch und Fischwaren	Fisch ohne Haut enthält weniger Purine.
Hülsenfrüchte	Trotz des relativ hohen Gehalts geeignet, wenn nicht zusätzlich Fleisch, Fleischwaren oder Würstchen gegessen werden.
Brot, Brötchen	Obwohl pflanzliche Lebensmittel wie Vollkornbrot bzw. Vollkornbrötchen durch die Verwendung von Hefe einen relativ hohen Puringehalt aufweisen, wirken sie nicht so belastend auf den Harnsäurestoffwechsel des Körpers und sind daher geeignet.
Sonnenblumenkerne, Sesam, Erdnüsse	bei Übergewicht: Fettgehalt beachten

Nicht geeignet – purinreich	Anmerkungen
Innereien, Knochenmark	meiden
Fleischbrühe, Fleischextrakt, Bäcker- und Bierhefe, Sojabohnen	meiden
Kleinfische: Sprotten, Anchovis, Sardellen und Ölsardinen	meiden
Haut von Fisch und Geflügel	meiden
Alkohol	Hemmt die Harnsäureausscheidung und ist daher ungeeignet.
Bier	Hemmt die Harnsäureausscheidung und liefert zusätzlich Purine, ist daher ungeeignet.

Das richtige Gewicht

Erhöhtes Körpergewicht und zu viel Körperfett (Übergewicht) stellen Risikofaktoren für eine Vielzahl von Erkrankungen dar. Übergewichtige haben ein extrem hohes Risiko verschiedene Stoffwechselkrankheiten, insbesondere Hyperurikämie und Gicht, zu entwickeln.

Zwei von drei Gichtpatienten haben zu Beginn der Behandlung Übergewicht. Bei einer Veranlagung (Hyperurikämie und Gicht in der Familie) und erhöhtem Körpergewicht sind Sie ein Risikopatient für Hyperurikämie und Gicht.

Das Körpergewicht wird heute anhand des so genannten Körpermassenindex (Body-Mass-Index, BMI) bewertet. Dieser berechnet sich aus dem Körpergewicht im Verhältnis zur Körpergröße in Quadratmetern.

Sie können Ihren Body-Mass-Index aus der unteren Grafik leicht ablesen und feststellen, ob Ihr Körpergewicht im grünen, gelben oder roten Bereich liegt. Bilden Sie dafür den Schnittpunkt aus Ihrer Körpergröße und Ihrem Körpergewicht.

Der Energiebedarf

Der Energieverbrauch und die Energiezufuhr bestimmen unser Körpergewicht. Liegt der Verbrauch unterhalb der Zufuhr, steigt das Körpergewicht an: Sie nehmen zu. Ist das Verhältnis genau umgekehrt – wie das bei Verminderung der Fettaufnahme der Fall ist –, nehmen Sie ab. Übergewicht ist ein Bilanzproblem. Im Alter nimmt der Energiebedarf immer weiter ab. Ab dem 50. Lebensjahre ist mit einer Reduzierung des Bedarfs um zehn Prozent pro Jahrzehnt zu rechnen.

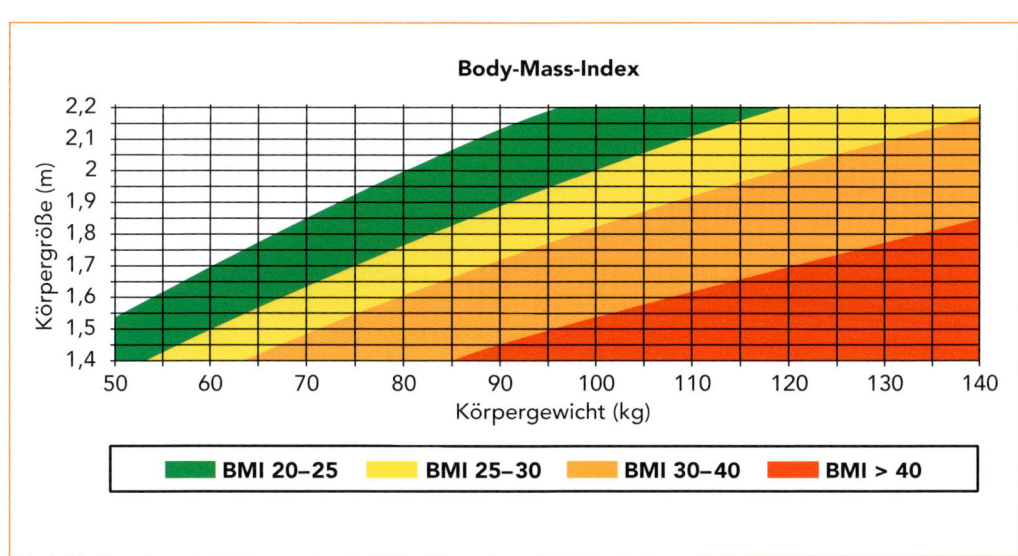

Energiebedarf bei normalem oder leicht erhöhtem Körpergewicht (BMI = 18–29)

Ist-Gewicht in Kilogramm   x 24 = Grundbedarf in Kilokalorien
                            x 28 = Energiebedarf bei leichtester Tätigkeit
                            x 30 = Energiebedarf bei leichter Tätigkeit
                            x 35 = Energiebedarf bei mittlerer Tätigkeit
                            x 40 = Energiebedarf bei schwerer Tätigkeit

Energiebedarf bei starkem Übergewicht (BMI = 30 und mehr)

Ist-Gewicht in Kilogramm   x 22 = Grundbedarf in Kilokalorien
                            x 24 = Energiebedarf bei leichter Tätigkeit
                            x 30 = Energiebedarf bei mittlerer Tätigkeit

Beispiel:
Körpergewicht 79 Kilogramm, Größe 164 cm, BMI 29,4, leichte Tätigkeit.
Das Körpergewicht liegt im oberen Normbereich. Bei einer leichten Tätigkeit berechnet
sich ein Energiebedarf von (79 x 30) = 2370 Kilokalorien.
Führt unsere Musterperson genau diese Kalorienzahl zu, bleibt ihr Gewicht stabil.

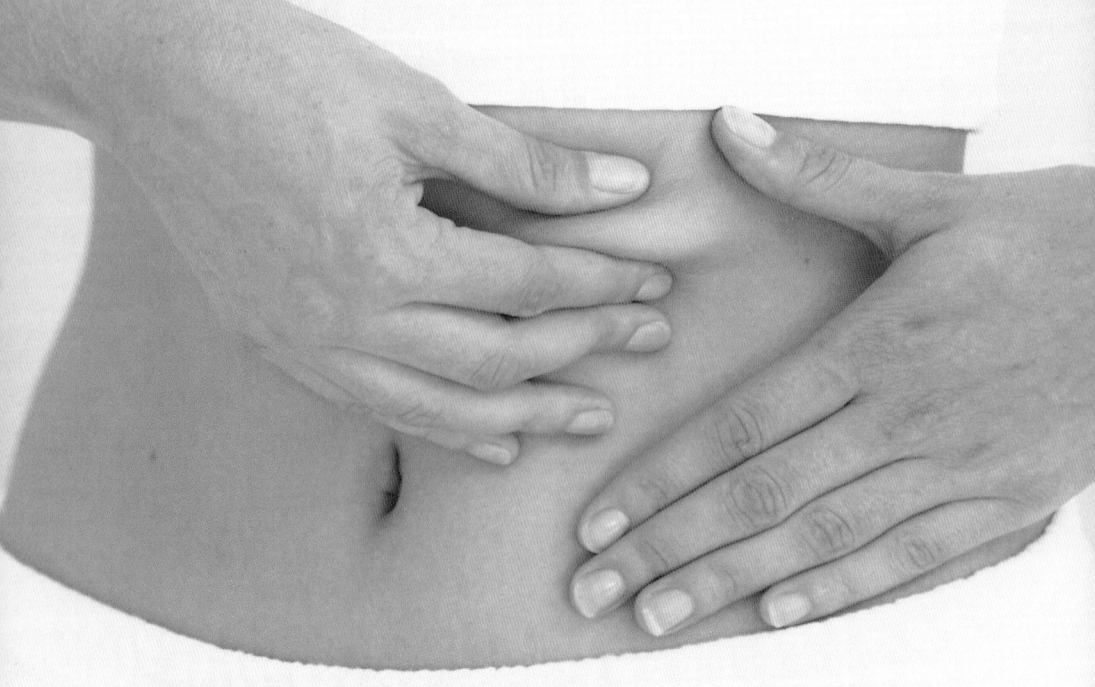

Zu viele (Fett-)Kalorien schlagen zu B(a)uche

Eine fettreiche Ernährung hemmt die Ausscheidung der Harnsäure über die Nieren.

Ein Kilogramm menschliches Fettgewebe – beispielsweise am Bauch – enthält rund 7000 Kilokalorien. Um ein Kilogramm Körperfett abzubauen, müssen daher 7000 Kilokalorien eingespart werden. Bei einem durchschnittlichen Energiebedarf von 2200 bis 2600 Kilokalorien bedeutet das, dass mindestens drei Tage Nulldiät erforderlich wären, um ein Kilogramm Fettmasse abzubauen. Die anfangs bei einer Gewichtsreduktion purzelnden Pfunde sind aber kein Fett, sondern Wasser und Muskulatur. Wenn Sie fünf Kilogramm abnehmen möchten, müssen Sie 35000 Kilokalorien einsparen (5 x 7000 = 35000). Bei einem Energiebedarf von rund 2400 Kilokalorien und einer Reduktionskost von 1500 Kilokalorien sparen Sie täglich 900 Kilokalorien ein. Somit benötigen Sie etwa 39 Tage (35000 : 900 = 38,89), bis Sie Ihr Gewichtsziel erreichen.

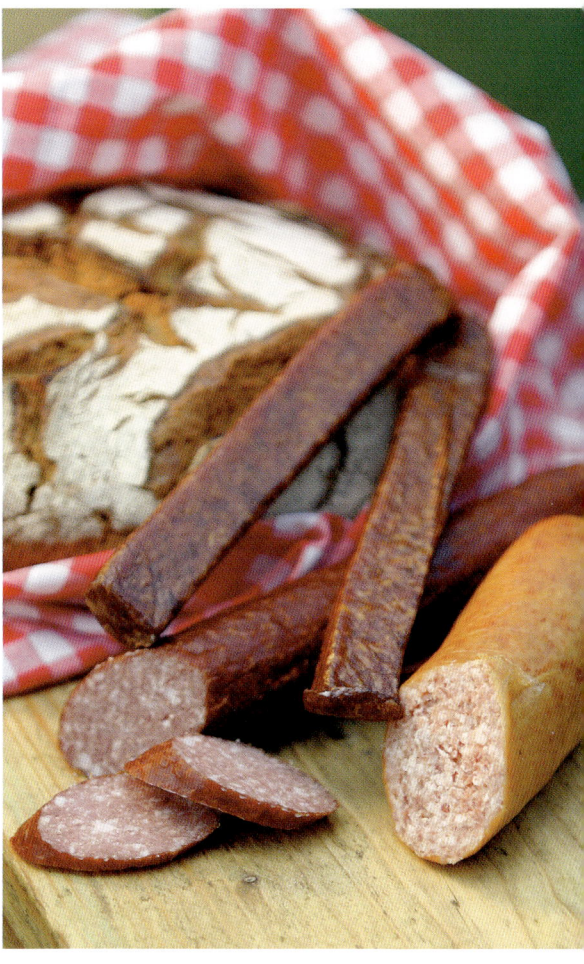

Nach jahrelangen Diskussionen um die richtige Reduktionskost ist unsere Formel zum Abspecken ganz einfach: Wer weniger Fett aufnimmt, baut Körperfett ab. Wer es schafft seine bisherige Fettaufnahme zu halbieren, nimmt langsam ab. Nicht Kartoffeln, Nudeln, Bananen und Weintrauben, Reis und Brot sind die Dickmacher der Nation, sondern die großen Fleisch- und Wurstportionen, die auch den Harnsäurespiegel erhöhen. Dickmacher sind ferner die Sahne in der Sauce oder auf dem Kuchen und die „gute" Butter auf dem gesunden Vollkornbrot. Im Gegensatz zu Fett machen Kohlenhydrate nicht dick!

Richtig abnehmen bei Hyperurikämie und Gicht

Ein Gewichtsverlust von rund 500 Gramm pro Woche ist völlig ausreichend und ungefährlich bei Hyperurikämie und Gicht. Bei einer Crashkur, Nulldiät oder Reduktionskost unter 1200 Kilokalorien werden zu viele Körperzellen abgebaut, Purine fallen somit reichlich an und der Harnsäurespiegel kann so stark steigen, dass ein akuter Gichtanfall die Folge ist. Unter einer kalorienreduzierten Kost sollten Menschen mit Hyperurikämie und Gicht mindestens 2,5 bis 3 Liter täglich trinken, um die verstärkt anfallenden Stoffwechselendprodukte, zu denen auch die Harnsäure zählt, ausscheiden zu können. Die Gewichtsreduktion bei Hyperurikämie und Gicht muss vorher ausführlich mit dem Arzt und Diätassistenten besprochen werden. Für eine ideale Gewichtsreduktion bei Hyperurikämie und Gicht ist beispielsweise auch das Programm „Die Müller-Diät" geeignet (siehe Anhang).

> Die ideale Reduktionskost enthält 1200 bis 1800 Kilokalorien, macht satt, baut das Übergewicht langsam ab und löst keinen Gichtanfall aus.

Sie sollten Ihr Körpergewicht zweimal wöchentlich im gleichen Bekleidungszustand, zur gleichen Uhrzeit, auf der gleichen Waage kontrollieren und die Ergebnisse in einem Gewichtstagebuch festhalten. Gewinnen Sie einen Überblick über Ihre Ess- und Trinkgewohnheiten indem Sie diese in einem Ernährungstagebuch protokollieren. Um eventuelle Probleme und Fragen besprechen zu können, legen Sie das Ernährungstagebuch Ihrem Arzt und Diätassistenten vor.

Übergewicht ist der Feind von Menschen mit Hyperurikämie und Gicht. Wenn es Ihnen gelingt Ihr Gewicht zu normalisieren (Ziel-BMI = 20 bis 25) und anschließend zu halten, können Sie Ihre Harnsäurewerte dauerhaft senken. Die Gichtanfälle treten dann in der Regel nicht mehr auf. Bei einer Ernährungsumstellung und/oder Gewichtsreduktion kann der Arzt die Medikamentendosis der „Gichtpräparate" oft reduzieren.

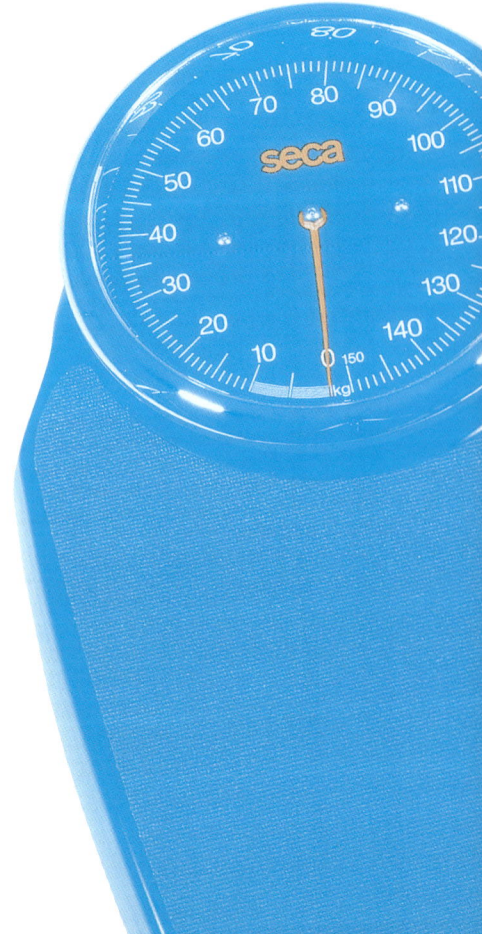

Kohlenhydrate in der purinarmen Ernährung

Kohlenhydrate liefern dem Körper vier Kilokalorien pro Gramm. Aus den Kohlenhydraten stammt der Blutzucker, der die direkte Energieversorgung der Körperzellen übernimmt.

Obst, Gemüse, Brot, Kartoffeln, Getreide, Reis, Nudeln, Zucker, Milch und Hülsenfrüchte bestehen hauptsächlich aus Kohlenhydraten. Mit Ausnahme zuckerhaltiger Lebensmittel sind alle kohlenhydratreichen Lebensmittel relativ kalorienarm. Mindestens die Hälfte der Energiezufuhr sollte bei Hyperurikämie und Gicht aus Kohlenhydraten stammen. Das entspricht 3,5 g Kohlenhydrate pro Körperkilogramm. Beispiel: Bei einem Körpergewicht von 75 Kilogramm dürfen Sie 263 g Kohlenhydrate täglich aufnehmen (75 x 3,5 = 262,5). Kohlenhydrate erhöhen die Harnsäurekonzentration nicht und haben somit keinen Einfluss auf Ihre Grunderkrankung.

Obwohl Ballaststoffe der Gruppe der Kohlenhydrate zugeordnet werden, liefern sie weder Kalorien noch erhöhen sie die Harnsäurekonzentration. Ballaststoffreiche Lebensmittel sorgen für eine gute sowie lang anhaltende Sättigung, beugen Verstopfung vor und senken zusätzlich die Blutfettwerte. Daher sollten Obst, Gemüse, Salate, Vollkornprodukte und Vollkornbrote regelmäßig auf dem Speiseplan stehen. Den Ballaststoffgehalt von verschiedenen Brotsorten können Sie oft schon an der Farbe und Struktur erkennen. Ballaststoffreiches Brot ist in der Regel dunkler und gröber. Ballaststoffe benötigen im Magen-Darm-Trakt Flüssigkeit zum Quellen. Im Rahmen einer ballaststoffreichen Ernährung ist deshalb auf eine Flüssigkeitszufuhr von mindestens zwei Litern täglich zu achten.

Eiweiße in der purinarmen Ernährung

Eiweiß (wissenschaftlich als Protein bezeichnet) ist lebensnotwendig und dient dem Körper als wichtigster Baustoff beispielsweise für Muskulatur und Hormone. Ein Gramm Eiweiß liefert vier Kilokalorien. In Deutschland wird nach dem Ernährungsbericht der Bundesregierung aus dem Jahr 2004 zu viel Eiweiß aufgenommen. Die durchschnittliche Zufuhr liegt mit fast 100 g doppelt so hoch wie die Empfehlungen. Eine hohe Eiweißzufuhr fördert die Entstehung von Nierenschäden und Gicht, wenn über eiweißreiche Nahrungsmittel gleichzeitig reichlich Purine aufgenommen werden.

> Fleisch, Fisch und Geflügel sind gedünstet oder gekocht für Hyperurämiker und Gichtpatienten günstiger als gebraten, da die Purine in das Kochwasser übergehen. Damit kann der Harnsäuregehalt um 10 bis 20 Prozent reduziert werden.

Für Gesunde und Menschen, die an Hyperurikämie und Gicht leiden, gilt, dass die tägliche Eiweißzufuhr 15 Energieprozent nicht übersteigen sollte. Die Faustregel lautet: Maximal ein Gramm Eiweiß pro Körperkilogramm. Beispiel: Bei einem Gewicht von 75 Kilogramm sollten Sie maximal 75 g Eiweiß aufnehmen. Um sich nicht zu verschätzen und einen Gichtanfall zu riskieren, wiegen Sie purinreiche Nahrungsmittel mit einer Diätwaage ab.

Fette in der purinarmen Ernährung

Fett ist mit neun Kilokalorien pro Gramm der energiereichste Nährstoff. Mediziner und Diätassistenten weisen darauf hin, dass Fett fett macht und wir im Durchschnitt zu viel davon aufnehmen. Dabei ist gleichgültig, ob das Fett aus Diätmargarine, Butter, Kuchen, Wurst oder Nüssen stammt. Fett im Übermaß ist die Hauptursache für die Entstehung von Übergewicht. In der Bundesrepublik wird mehr als das Doppelte an Fett verzehrt, als der Körper tatsächlich benötigt. Menschen, die unter Hyperurikämie und Gicht leiden, sollten nicht mehr als 35 Energieprozent Fett zu sich nehmen. Das entspricht rund einem Gramm Fett pro Kilogramm Körpergewicht. Beispiel: Bei einem Gewicht von 75 Kilogramm sollten Sie maximal 75 g Fett aufnehmen. Übergewichtige mit Hyperurikämie und Gicht sollten weniger Fett essen, um ihr Körpergewicht langsam zu senken.

Pflanzliche Fette sind in der Regel gesundheitlich günstiger einzuschätzen als tierische Fette. Als Aufstrichfett bieten sich (auch bei erhöhtem Cholesterinspiegel) dünn gestrichene Halbfettmargarine

Eiweißreiche, aber purinarme Lebensmittel – bei Hyperurikämie und Gicht gut geeignet	Eiweiß- und purinreiche Lebensmittel – bei Hyperurikämie und Gicht nur in Maßen verzehren
Milch	Fleisch
Käse	Wurstwaren
Sauermilchprodukte (beispielsweise Joghurt)	Innereien (ungeeignet)
Quark	Fisch (inbesondere Kleinfische, ungeeignet)
Eier	Geflügel

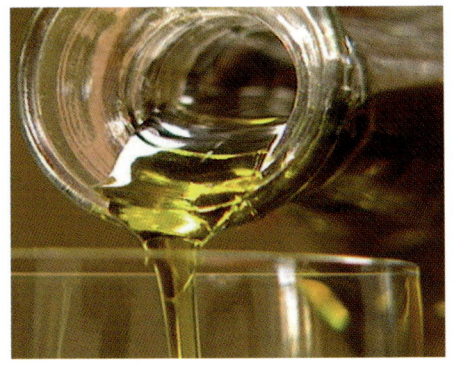

> Wer Fleisch und Wurst wegen der hohen Purinkonzentration reduziert, tut gleichzeitig etwas für seine schlanke Linie. Denn mit diesen Lebensmitteln werden nicht nur viel Harnsäure, sondern auch viele, z. T. versteckte Fette und damit Kalorien aufgenommen.

oder Diätmargarine an. Als Kochfett ist gut erhitzbares Pflanzenöl (Walnuss-, Soja-, Raps- oder Leinöl) in kleinen Mengen (1 TL pro Portion) das Richtige. Für den Salat bietet sich pro Portion 1 TL Oliven-, Walnuss-, Traubenkern- oder Sonnenblumenöl an. Fette erhöhen die Harnsäurekonzentration nicht.

Fettreiche Diäten wie beispielsweise die Aktins-, Punkte- oder Mayodiät sind für Patienten mit Hyperurikämie und Gicht ungeeignet, da unter fettreicher Kost verstärkt Ketonkörper gebildet werden. Ketone sind Fettabbauprodukte, sie hemmen wiederum die Harnsäureausscheidung.

Richtig essen und trinken bei erhöhten Blutfettwerten (Hyperlipidämie)

Menschen mit erhöhten Harnsäurewerten und Gicht leiden besonders häufig unter erhöhten Blutfettwerten (Cholesterin und Triglyzeride). Erhöhte Blutfette sind ein weiterer Risikofaktor für Herz-Kreislauf-Erkrankungen. Das Nahrungscholesterin hat in der Regel keinen Einfluss auf den Blutcholesterinwert. Bei erhöhten Blutfetten ist es deshalb nicht erforderlich, cholesterinarm zu essen. Bei einer fettreduzierten Kost, wie sie bei Hyperurikämie und Gicht ohnehin empfohlen wird, werden die pflanzlichen Fette bevorzugt. In der Regel sinken die Blutfettwerte während dieser Ernährung

Wählen Sie das richtige Fett! 10 Gramm:	Fettgehalt:	Kilokaloriengehalt:
Milch, halbfett	4,1 g	39 Kilokalorien
Butter	8,3 g	75 Kilokalorien
Margarine	8,0 g	72 Kilokalorien
Diätmargarine	8,0 g	72 Kilokalorien
Halbfettmargarine	4,0 g	37 Kilokalorien
Pflanzenöl	10,0 g	90 Kilokalorien

automatisch ab. Ideal bei erhöhten Blutfetten sind Raps-, Lein- und Walnussöl, sie haben ein ideales Fettsäuremuster. Außerdem enthalten sie die herzgesunden Omega-3-Fettsäuren. Olivenöl ist eher ein minderwertiges Öl, da es reichlich gefäßschädigende gesättigte Fettsäuren und viel zu wenig Omega-3-Fettsäuren sowie lebenswichtige Fettsäuren enthält. Ideal als Streichfett ist Margarine, die mit Phytosterinen angereichert ist.

> Eine geringe Fettzufuhr senkt erhöhte Blutfettwerte und das Körpergewicht.

Richtig essen und trinken bei Diabetes mellitus („Zuckerkrankheit")

In Deutschland leben momentan rund sechs Millionen Diabetiker. Damit ist Diabetes mellitus wie Hyperurikämie und Gicht eine typische Volkskrankheit. Der Diabetes lässt sich in zwei Gruppen, Typ-1 Diabetes und Typ-2 Diabetes, einteilen. Die Ernährung eines Typ-2 Diabetikers, der in der Regel übergewichtig ist, unterscheidet sich grundsätzlich von der eines Typ-1 Diabetikers. Während Typ-2 Diabetiker das Körpergewicht reduzieren und auf Kalorien achten müssen, wird der Typ-1 Diabetiker mit Insulin behandelt und muss die Kohlenhydrate nach BE (Brot- oder Berechnungseinheit) berechnen.

Diabetiker beider Typen, die gleichzeitig auch an Gicht oder Hyperurikämie leiden, sollten zum Süßen ihrer Speisen und Getränke Süßstoff verwenden. Sie sparen dadurch sowohl Kalorien wie BEs ein.

> Kohlenhydrate oder Zuckeralkohole in Form von Fruchtzucker (Fruktose) und den Zuckeraustauschstoffen Sorbit und Xylit können in hohen Dosen, wie sie Diabetiker in Form von Diabetikersüßigkeiten aufnehmen, zu einem Anstieg der Harnsäurekonzentration führen.

Richtig essen und trinken bei erhöhtem Blutdruck (Hypertonie)

40 bis 80 Prozent der Menschen mit erhöhten Harnsäurewerten und Gicht leiden im Rahmen des Metabolischen Syndroms gleichzeitig unter erhöhtem Blutdruck (Hypertonie). Bluthochdruck ist ein Risikofaktor für Schlaganfall und Herzinfarkt. Viele Hypertoniker sind übergewichtig. Oft normalisiert sich der Blutdruck, wenn das Körpergewicht um einige Kilogramm sinkt. Die Ernährungsprinzipien bei Hyperurikämie und Gicht müssen, bei gleichzeitigem Vorliegen von erhöhtem Blutdruck, um den Verzicht des zusätzlichen Salzens bei Tisch erweitert werden. Statt Salz bringen Kräuter und Gewürze Geschmack in die kreative Küche.

Vitamine und Mineralstoffe

Vitamine und Mineralstoffe sind lebensnotwendige Substanzen, die Steuerungsaufgaben haben oder zum Aufbau von Gewebe (beispielsweise Kalzium für Knochen) benötigt werden. Im Rahmen einer ausgewogenen Ernährung bei Hyperurikämie und Gicht ist die Zufuhr der meisten Vitamine und Mineralstoffe ausreichend. Lediglich die Zufuhr der Mineralstoffe Fluorid, Magnesium, Jod, Zink und Eisen sowie die der B-Vitamine ist bei vielen Gesunden sowie Menschen mit Hyperurikämie und Gicht unausgeglichen. Wenn Menschen mit Hyperurikämie und Gicht gar kein Fleisch oder Fleischwaren mehr zu sich nehmen, muss das Mineral Eisen über entsprechende Präparate zugeführt werden. Der Fluorid- und Jodbedarf ist leicht über

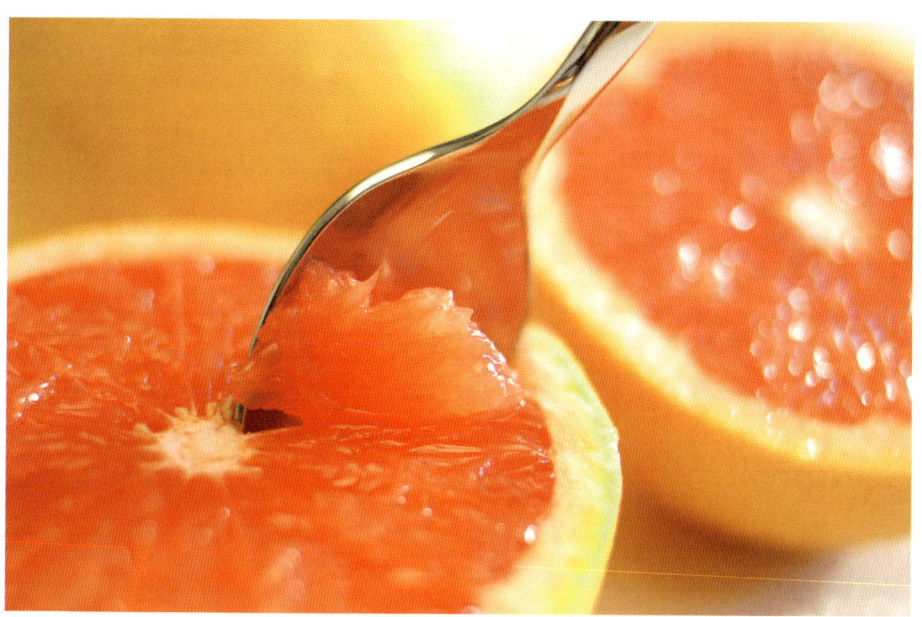

fluoridiertes Jodsalz und den regelmäßigen Verzehr von Seefisch (Achtung: Puringehalt beachten – Portiongröße maximal 100 Gramm!) sowie das Trinken von schwarzem Tee zu decken. Sinnvoll ist es, Brot- und Backwaren zu kaufen, die mit Jodsalz hergestellt wurden. Die zusätzliche Einnahme von Vitamin- und Mineralstoffpräparaten sollten Sie mit Ihrem behandelnden Arzt oder Diätassistenten besprechen. Im Rahmen einer kalorienreduzierten Kost ist die Einnahme von Vitamin- und Mineralstoffpräparaten immer ratsam.

Richtig trinken

Jeder Mensch sollte täglich mindestens zwei Liter trinken. Die meisten Getränke sind purinarm oder sogar purinfrei. Eine Ausnahme bildet das Genussmittel Bier. Bei Hyperurikämie und Gicht sind Mineralwasser, Light-Getränke, Schwarz-, Kräuter- und Früchtetee, Kaffee (maximal 4 Tassen täglich), Obst- und Gemüsesäfte sowie Leitungswasser sehr gut geeignet. Kaffee und Tee sind erlaubt, da die darin enthaltenen Purine (so genannte Methylpurine) nicht zu Harnsäure abgebaut werden können.

Vorsicht Alkohol!

Alkohol liefert fast soviel Kalorien wie Fett und enthält rund sieben Kilokalorien pro Milliliter. Für übergewichtige Menschen sind alkoholische Getränke daher ungeeignet. Zudem führt Alkohol zu einer vermehrten Harnsäurebildung sowie einer Hemmung der Harnsäureausscheidung. Beim Genuss von Bier ist neben der Alkoholwirkung auch der hohe Puringehalt zu berücksichtigen. Alkoholfreies Bier und so genanntes Light-Bier enthalten ebenfalls relativ viele Purine und sind somit auch ungeeignet. Hochprozentige Alkoholika sind aufgrund ihrer Alkoholkonzentration, die die Ausscheidung hemmt, ungeeignet. Wein hingegen enthält keine Purine und kann in Ausnahmefällen vom Arzt erlaubt werden (ein Glas Weiß- oder Rotwein am Tag).

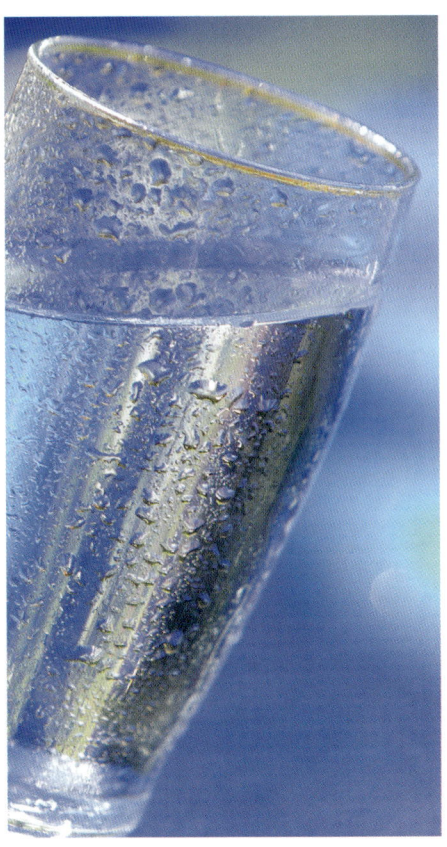

30 Tipps für das tägliche Leben

Die folgenden Tipps sollen Ihnen helfen, einige Dinge beim Essen und Trinken zu beachten und entsprechend Ihrer Erkrankung zu verändern. Sehr schnell wird Ihnen auffallen, dass die Diagnose erhöhter Harnsäurespiegel im Blut nicht bedeutet, dass Sie von nun an keinen Spaß mehr am Essen haben dürfen. Mit oft nur kleinen Dingen und Veränderungen bereichern Sie Ihren Speiseplan und gestalten ihn abwechslungsreich, so dass der Genuss garantiert ist. Unsere Tipps erleichtern die Auswahl und die Zusammenstellung Ihrer Mahlzeiten und zeigen Ihnen, worauf Sie achten sollten.

1 Fasten, Heilfasten oder sogar Nulldiät können einen akuten Gichtanfall auslösen, da verstärkt Körpersubstanz abgebaut wird und damit reichlich Harnsäure anfällt. Wenn Sie abnehmen möchten oder sollen, raten wir Ihnen, die Vorgehensweise mit dem Arzt zu besprechen und täglich mindestens 1200 Kilokalorien aufzunehmen.

2 Trinken Sie jeden Tag mindestens 2,5 Liter kalorienarme oder -freie Getränke (Mineralwasser, Light-Getränke, Tee, Kaffee oder verdünnte Säfte) und keinen Alkohol. Zu besonderen Anlässen können Sie nach Rücksprache mit dem Arzt ein Glas Wein oder Sekt trinken. Bier und Schnaps meiden!

3 Trinken Sie besonders dann keinen Alkohol, wenn Sie einmal über die Stränge geschlagen und mehr Purine aufgenommen haben, als Sie eigentlich dürften. Sonst führt der Alkohol zu einer Hemmung der Harnsäureausscheidung und der nächste Gichtanfall ist vorprogrammiert. Alkoholfreies Bier ist genauso ungeeignet wie „normales" Bier.

4 Kaffee oder Tee und Kakao enthalten besondere Purine, die im Körper nicht zu Harnsäure abgebaut werden. Täglich bis zu vier Tassen Tee oder Kaffee sind nicht bedenklich.

5 Vegetarier leiden vergleichsweise selten an Gicht, obwohl sie oft purinreiche Lebensmittel wie Nüsse, Sojaprodukte, Pilze und Hülsenfrüchte in größeren Mengen essen. Purine aus pflanzlichen Nahrungsmitteln scheinen weniger belastend für den Harnsäurespiegel zu sein als solche aus tierischen Lebensmittel.

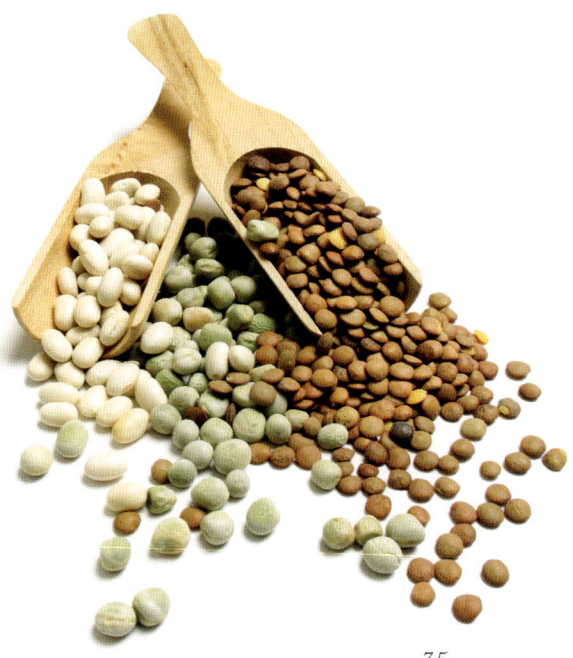

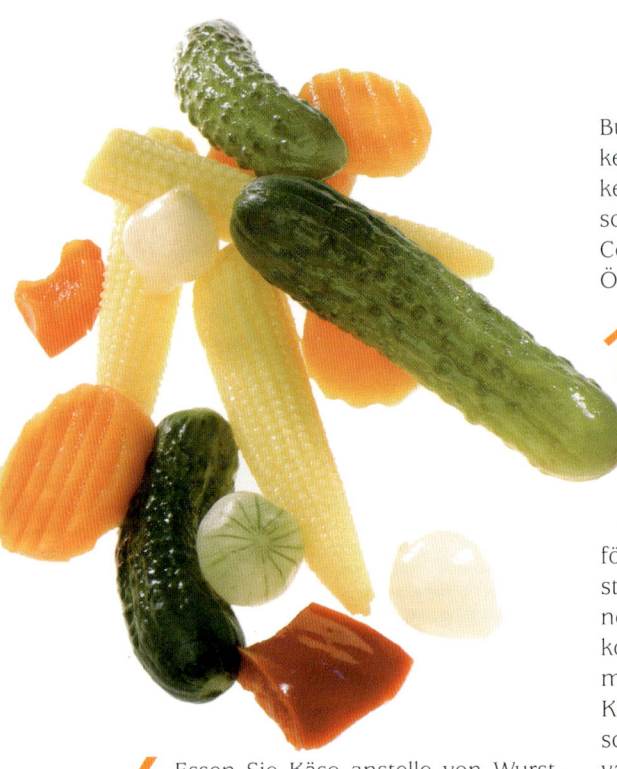

Butterbrot und Mixed Pickels, Senfgurken, Gewürzgurken, Dillgurken, Salzgurken, Maiskolben, eingelegte Paprikaschoten oder Peperoni, Silberzwiebeln, Cornichons oder italienische Antipasti in Öl.

10 Probieren Sie öfter einmal Gemüse-, Kräuter- oder Tomatenmarkfrischkäse, Meerrettichquark oder Senf als purin- und kalorienarmen Brotbelag. Gemüse und Kräuter enthalten viele Vitamine, Mineralien, Ballaststoffe und gesundheitsfördernde sekundäre Pflanzeninhaltsstoffe, die sogar Krebs vorbeugen können. Sekundäre Pflanzeninhaltsstoffe kommen reichlich in dunklem, reifen Gemüse, insbesondere Paprika, Tomate, Kräutern und Broccoli vor. Wenn Sie schlank sind, können Sie auch Buttervariationen mit Kräutern, Knoblauch, Paprika oder Tomatenmark als Wurstersatz auf getoastetes, duftendes Vollkornbrot streichen.

6 Essen Sie Käse anstelle von Wurst, um die Purinbelastung möglichst gering zu halten. Wenn Sie mittags 100 g Fleisch, Fisch oder Geflügel gegessen haben, sollten Sie abends besser ein Käsebrot verzehren.

7 Essen Sie täglich maximal 100 g Fleisch, Geflügel, Fisch, Wurst oder Schinken.

8 Bitten Sie Ihren Metzger, Wurst und Fleisch besonders dünn aufzuschneiden. Bei Gulasch oder Geschnetzeltem können Sie durch die reichliche Verwendung von Gemüse und sehr fein geschnittenem Fleisch, Fisch oder Geflügel herrliche Variationen ohne zu viel Harnsäure zaubern.

9 Eine purinfreie Alternative zu Wurst sind ein mit Kräutern bestreutes

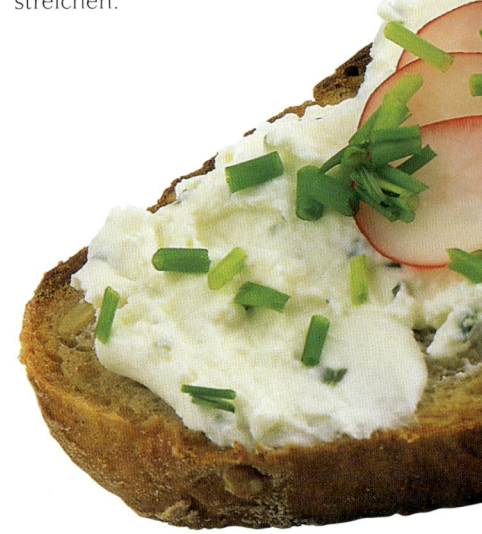

11 Grundrezept purinarmer Brotaufstrich (eine Portion):

- 2 EL Frischkäse oder Quark (fettarm)
- wenig fluoridiertes Jodsalz
- Pfeffer
- frische, fein gehackte Kräuter
- 1 Spritzer Zitronensaft
- Knoblauch

Als Geschmackszutaten: fein geraspeltes Gemüse (z. B. Möhren, Zucchini, Gurken), pürierte Hülsenfrüchte (z. B. gegarte Kichererbsen), klein geschnittene Oliven oder Peperoni, Tomatenmark, Senf oder Meerrettich.

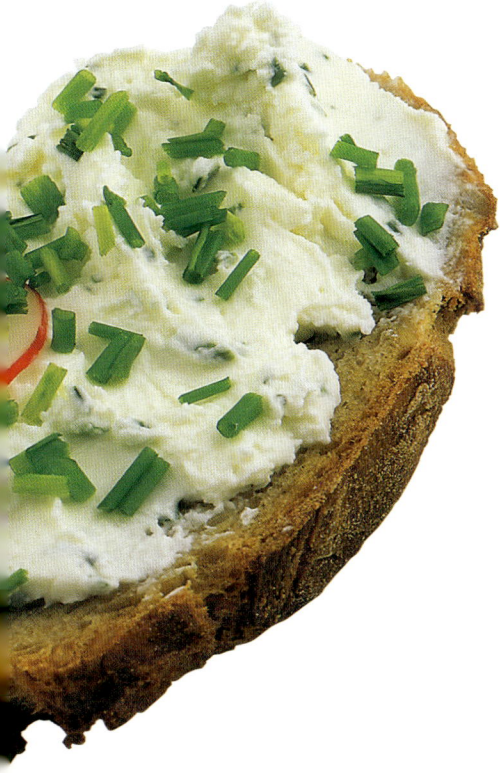

12 Grundrezept Butteraufstrich (eine Portion):

- 20 g Butter
- 1 TL Senf, Meerrettich oder Tomatenmark
- ein kleiner Spritzer Essig oder Zitronensaft
- nach Geschmack Knoblauch
- 1 EL Magerquark
- frische Kräuter
- wenig fluoridiertes Jodsalz
- Pfeffer und andere Gewürze nach Geschmack

Das Grundrezept hat nicht mehr Kalorien als eine Portion Kalbsleberwurst, enthält aber praktisch kein Purin. Es passt bestens auf ein Vollkornbrötchen oder bildet den Grundbelag für zwei Scheiben Brot, die mit Tomatenscheiben, Eisbergsalat oder Rettich zum Vitalbrot verfeinert werden. Hervorragend eignet sich der Butteraufstrich zu gegrilltem Gemüse oder zur Folienkartoffel.

13 Verwenden Sie rein vegetarische Gemüsebrühe anstatt Fleischbrühe. Im Gegensatz zu Fleischbrühe, Fleischextrakt, Brühwürfel- oder Bouillonwürfel enthält Gemüsebrühe fast keine Purine.

14 Purinfrei oder nahezu purinfrei sind Milch, Milchprodukte, Wasser, Öl, Butter, Margarine, Kartoffeln, viele Gemüsesorten, Obst, Eier, Zucker und Honig.

15 Verzichten Sie völlig auf Innereien, Fleischextrakt, Bierhefe (Tabletten oder Granulat) als Nahrungsergänzung, Ölsardinen, Muscheln, Anchovis und Sojabohnen.

16 Die Grillzeit ist für Gichtkranke gefährlich. Hemmungsloser Fleischgenuss und Alkoholkonsum treffen hier aufeinander. In Olivenöl, Kräutern, Knoblauch und Gewürzen mariniertes Gemüse, panierte Fetawürfel und einer Folienkartoffel mit Kräuterquark oder Tsatsiki finden Sie leckere Alternativen zu Fleisch und Würstchen. Sie verschonen Sie vor einem schmerzhaften Gichtanfall nach der Grillparty.

17 Nutzen Sie den Römertopf, den Mikrowellenherd, den Folienschlauch, die Alufolie, die beschichtete Pfanne oder den Grill zur fettarmen, aromatischen und gesunden Zubereitung.

18 Erweitern Sie das Gouda-, Edamer-, Emmentaler- und Brie-Allerlei mit: Gorgonzola, Münsterkäse, Roquefort, Limburger, Harzerkäse, Chester (Cheddar), Romadur, Esrom, Feta, Mozzarella, Kochkäse oder Tilsiter.

Käsesorten mit einem Fettgehalt von 45 % Fett in der Trockenmasse (Fett i. Tr.) oder weniger sind für Übergewichtige geeignet. Als Faustregel gilt: Den Fettgehalt in der Trockenmasse durch zwei geteilt, ergibt den tatsächlichen Fettgehalt des Käses.

19 Viele Menschen, insbesondere ältere reagieren auf den Genuss von Milch und Milchprodukten mit Blähungen, Übelkeit, Völlegefühl oder Durchfall. Grund für diese Beschwerden ist, dass Milchzucker nicht oder schlecht verdaut wird. Gut verträgliche und milchzuckerarme Milchprodukte sind reifer Käse, Joghurt, probiotische Milchprodukte, Kefir oder Dickmilch.

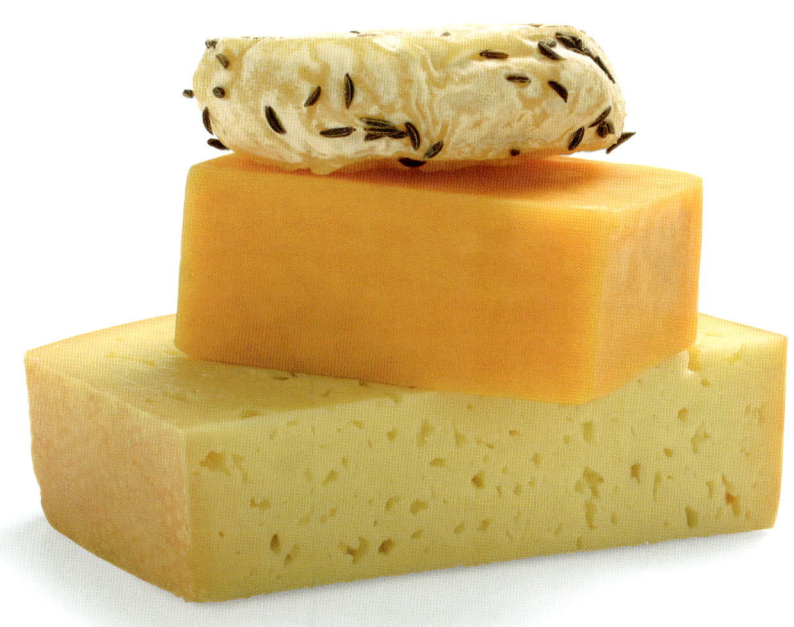

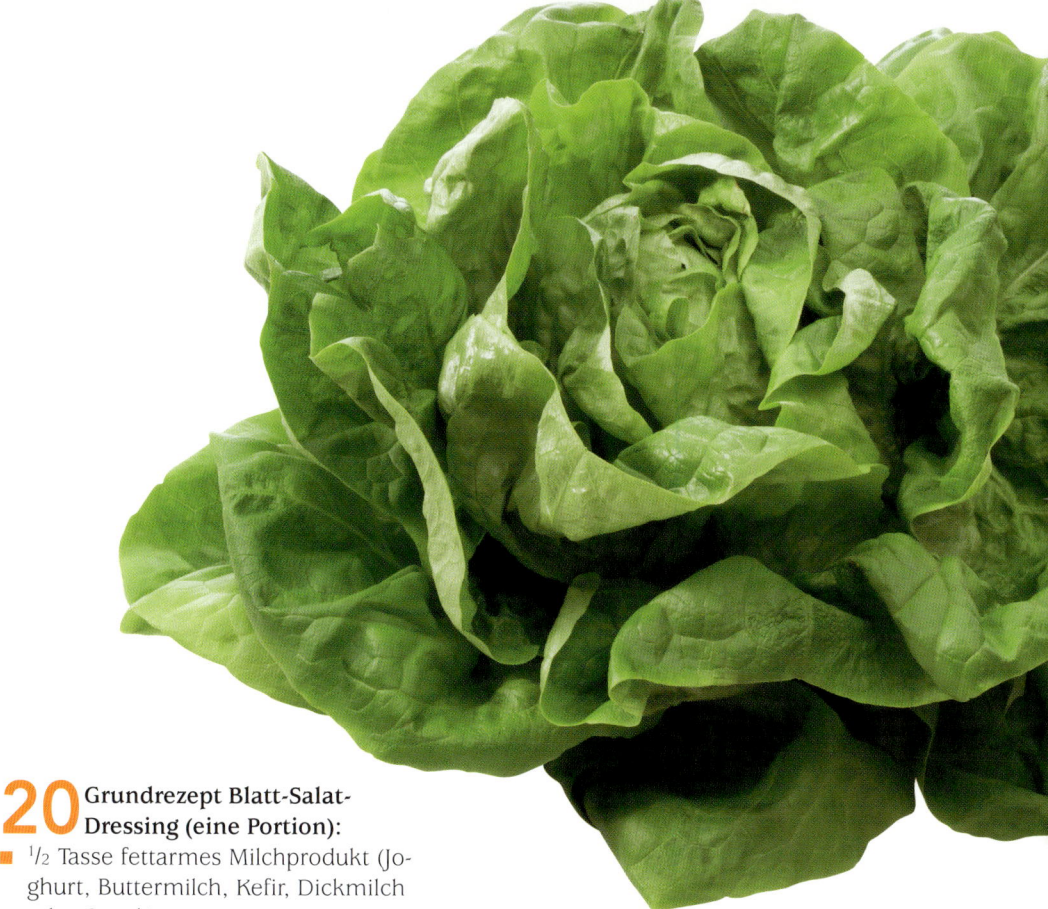

20 **Grundrezept Blatt-Salat-Dressing (eine Portion):**
- ½ Tasse fettarmes Milchprodukt (Joghurt, Buttermilch, Kefir, Dickmilch oder Quark)
- 1 EL Essig (Branntwein-, Rotwein- oder Weißweinessig)
- Süßstoff oder Zucker (nach geschmacklicher Vorliebe)
- Schnittlauchröllchen, frische oder tiefgefrorene Kräuter, Knoblauch
- 1 Frühlingszwiebel oder ½ kleine Zwiebel
- fluoridiertes Jodsalz
- Pfeffer aus der Mühle
- eventuell Wasser zum Glattrühren

Für Blattsalate wie Eisberg-, Chinakohl-, Endivien- oder Feldsalate können Sie zusätzlich noch frische Orangen- oder Grapefruitfilets unter das Dressing geben. Besonders aromatisch schmecken dazu auch angeröstete Sonnenblumen-, Kürbis- oder Pinienkerne (1 TL pro Portion), die ohne Öl trocken in einer Pfanne zubereitet werden.

21 Pfifferlinge gehören zu den purinarmen Lebensmitteln und enthalten im Gegensatz zu anderen Pilzen wenig Harnsäure. Sie eignen sich daher sehr gut als Fleischersatz. Bereiten Sie aus den Pilzen ein leckeres Pilzragout mit Zwiebeln zu und servieren Sie es zusammen mit Semmelknödeln und einem großen Salatteller.

22 Probieren Sie den Hackbraten einmal anders. Verwenden Sie statt reichlich Gehacktem mehr fein geraffeltes Gemüse (z. B. Möhren), gegarte Getreidekörner, Reis, Getreideflocken, Kartoffelschnee und Magerquark zum Binden. Pro Portion rechnen Sie 80 bis 100 g Gehacktes und 100 g weitere Zutaten. Etwas geriebener Parmesan, Meerrettich, Senf, Knoblauch oder Tomatenmark bringen ein ungeahntes Geschmackserlebnis, ohne den Harnsäurespiegel über Gebühr zu belasten.

23 Nur in ganz seltenen Fällen müssen Menschen, die unter Gicht oder Hyperurikämie leiden, eine streng purinarme (300 mg Harnsäure täglich) Diät einhalten. Die meisten Betroffenen erreichen über eine harnsäurereduzierte Mischkost mit 500–600 mg Harnsäure täglich gute Blutwerte.

24 **Grundrezept Salatdressing (eine Portion):**
- 1 EL Öl (Walnuss-, Traubenkern- oder Olivenöl)
- 1 EL Essig (Himbeer-, Sherry- oder Champagneressig)
- fluoridiertes Jodsalz
- ein Spritzer Zitronensaft
- Süßstoff oder Zucker (nach geschmacklicher Vorliebe)
- frisch gemahlener bunter Pfeffer
- 1/2 kleine Zwiebel (Schalotte, Frühlingszwiebel, „normale" Zwiebel)
- 1/2 Knoblauchzehe (wenn Sie mögen)
- frische oder tiefgekühlte Kräuter
- etwas Wasser

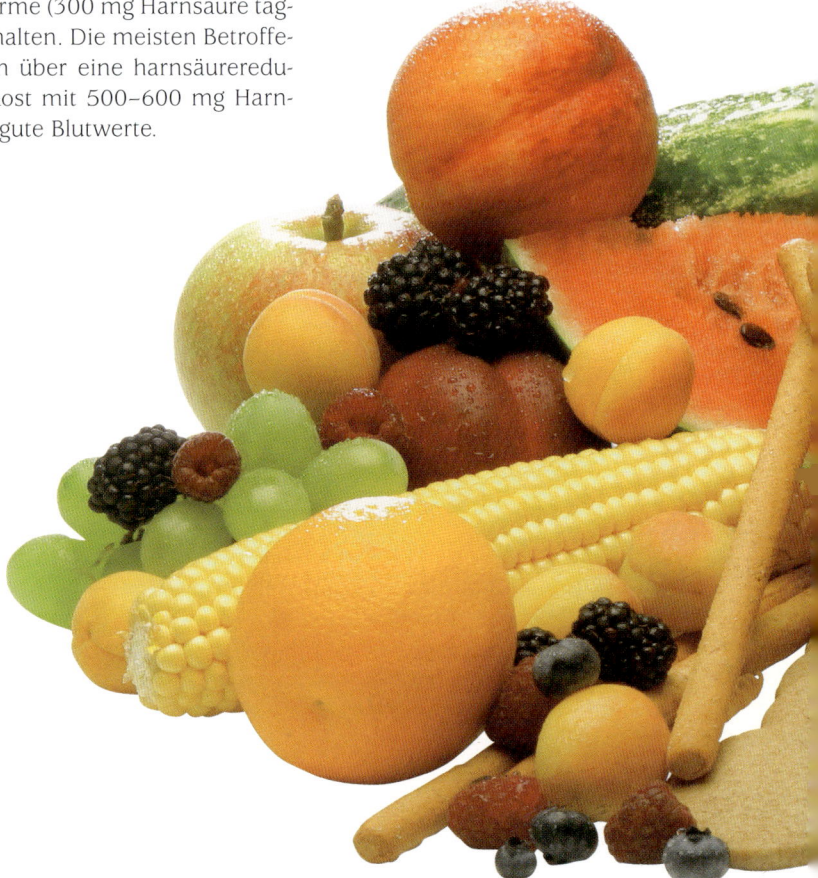

Zur Abwandlung können Sie Dijon-Senf, frisch geriebenen Meerrettich, Tomatenmark und fein geschnittene Paprikawürfel oder gewürfelte schwarze Oliven und Peperoni verwenden.

25 Geschmacksintensive und verdauungsfördernde frische Kräuter, Gewürze, Frühlingszwiebeln oder Knoblauch können das Kochsalz im Essen weitgehend überflüssig machen. Verwenden Sie wenig fluoridiertes Jodsalz und beugen Sie damit jodmangelbedingten Schilddrüsenerkrankungen, Karies und sogar Osteoporose vor. Verstärken Sie das Aroma Ihrer Speisen durch Toasten, Grillen, Anrösten und Frittieren (wenn Sie nicht übergewichtig sind). Frische, saisongerechte Lebensmittel schmecken intensiver als konservierte Lebensmittel.

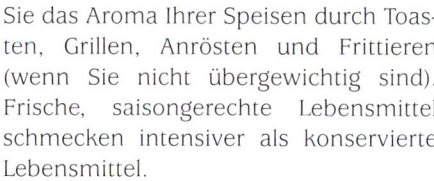

26 Bei Lust auf Süßigkeiten sollten Übergewichtige gebackenen Käsekuchen mit Obst, Hefekuchen mit Quarkbelag, selbst zubereiteten Pudding mit 1,5 %iger Milch und Süßstoff oder einen Bratapfel mit Trockenobst genießen.

27 Wenn Sie abnehmen möchten oder sollen, eignet sich zum Süßen von Obstsalaten, Desserts, Salatsaucen und Getränken kalorienfreier Süßstoff. Süßstoffe sind gesundheitlich unbedenklich. Zuckeraustauschstoffe, insbesondere Fruchtzucker, Sorbit und Xylit sind im Gegensatz zu Süßstoffen ungeeignet bei Gicht.

28 Essen Sie zum Mittagessen öfter einmal vegetarisch oder probieren Sie ein Eiergericht: eine Gemüseplatte aus Spinat mit Knoblauch und wenig saurer Sahne, junge, glasierte Möhren mit Dill, Grilltomate mit Mozzarellawürfeln, gegrillte Pfifferlinge, Kohlrabi mit Kresse oder Senfeier. Als Beilage passen ein mit Olivenöl bestrichenes und mit Knoblauchwürfeln bestreutes gegrilltes Vollkornbrot, Tomatenreis oder Vollkornnudeln dazu.

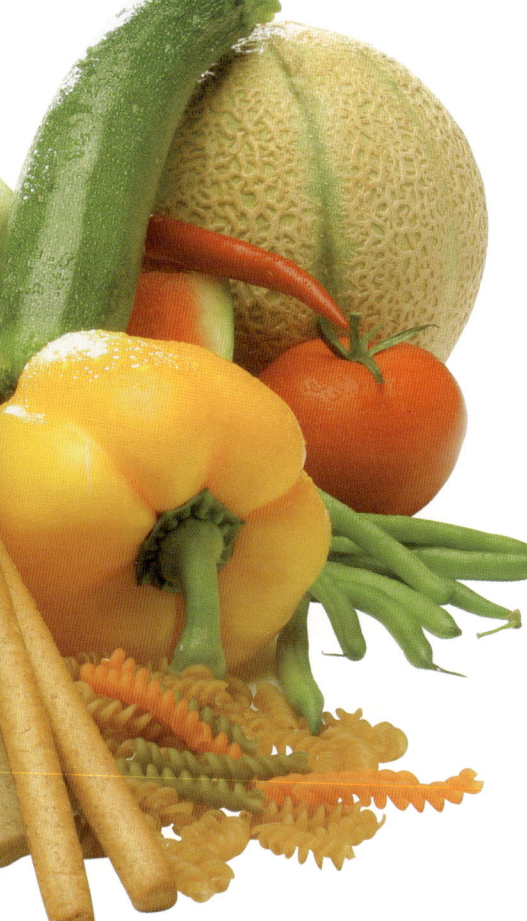

29 Das optimale Frühstück für Gichtkranke ist ein Brötchen mit Quark und Marmelade oder ein mit wenig Butter bestrichenes Brot mit Honig, Zuckerrübensirup oder Birnendicksaft. Ein mit Ei belegtes Brot stellt die purinarme Alternative zur Wurstsemmel dar und schmeckt noch pikanter mit scharfem Senf. Wenn Ihr Cholesterinspiegel im Normalbereich liegt, können Sie jeden zweiten Tag ohne Bedenken 1–2 Eier statt Wurst genießen.

30 Vollkornbrot ist einfach gesünder als Misch- oder Weißbrot und somit ideal für jeden! Es ist in vielen Variationen erhältlich, angefangen beim grobkörnigen Roggenvollkornbrot bis zum fein vermahlenen Sonnenblumenbrot. Die im Vollkornbrot enthaltenen Ballaststoffe senken den Cholesterinspiegel, fördern die Verdauung, beugen Darmkrebs und Gallensteinen vor. Außerdem sättigen sie und sorgen für einen milden Blutzuckeranstieg. Getoastet schmeckt es noch einmal so gut.

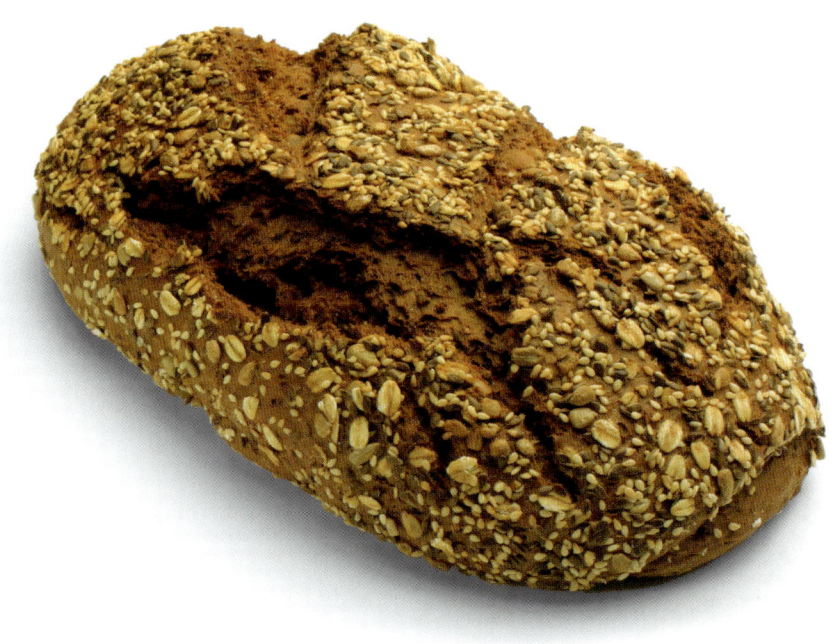

Musterpläne

Plan mit 300 mg Harnsäure

Frühstück
1 Brötchen (50 g)
2 TL Butter oder Diätmargarine (10 g)
2 TL Konfitüre (25 g)
1 Glas Fruchtsaft (150 ml)
2 Tassen Kaffee mit Kondensmilch, 4 % Fett, evtl. Süßstoff o. Zucker

Zwischendurch
1 Apfel mit Schale (130 g)
1 Glas Mineralwasser mit einem Spritzer Zitronensaft, evtl. Süßstoff

Mittagessen
Gemüselasagne (Rezept Seite 76)
1–2 Glas Mineralwasser mit einem Spritzer Orangensaft, evtl. Süßstoff

Zwischendurch
Aprikosen-Brombeer-Speise (Rezept Seite 117)
2 Tassen Tee oder Kaffee mit Kondensmilch, 4 % Fett, evtl. Süßstoff oder Zucker bzw. Zitronensaft

Abendessen
1 Scheibe Graubrot oder Leinsamenbrot (50 g)
2 TL Butter oder Diätmargarine (10 g)
1 Scheibe Schnittkäse (30 bis 40 % F. i. Tr.) (30 g)
Tomatensalat: 3 Tomaten (180 g), 1 TL Olivenöl (5 g), $1/2$ Zwiebel (30 g), Balsamicoessig, Knoblauch, grob gemahlenen Pfeffer, fluoridiertes Jodsalz, Basilikum, Thymian und Petersilie, evtl. Süßstoff oder Zucker
1 Glas Fruchtsaft (150 ml)
2 Tassen Tee mit Kondensmilch, 4 % Fett, evtl. Süßstoff oder Zucker, bzw. Zitronensaft

Zwischendurch
1 Birne mit Schale (130 g)
1–2 Glas Mineralwasser mit einem Spritzer Orangensaft, evtl. etwas Süßstoff

Hinweise

Der Beispielplan enthält:
1545 Kilokalorien/
6458 Kilojoule
53 g Eiweiß
50 g Fett
201 g Kohlenhydrate
299 mg Harnsäure
32 g Ballaststoffe

Dieser Beispielplan eignet sich bei streng purinarmer Kost und Übergewicht. Er dient Ihnen als Richtschnur zur Ernährung während oder kurz nach einem Gichtanfall. In der Regel dürfen von Gicht und Hyperurikämie betroffene Menschen aber mehr als 300 mg Harnsäure täglich aufnehmen.

Bitte beachten Sie, dass der Bedarf an Eisen, Zink und einigen B-Vitaminen mit diesem Beispielplan nicht zu decken ist. Die entsprechende Einnahme eines Multivitamin- und Mineralstoffpräparats ist deshalb erforderlich, um Mangelerscheinungen vorzubeugen.

Plan mit 500–600 mg Harnsäure

Frühstück
1 Vollkornbrötchen (60 g)
2 TL Butter oder Diätmargarine (10 g)
1 EL Frischkäse (30 g)
2 Teelöffel Konfitüre (25 g)
2 kleine Kiwi (120 g)

Zwischendurch
Mango-Vanille-Drink (Rezept Seite 123)
1–2 Gläser Mineralwasser mit einem Spritzer Apfelsaft, evtl. Süßstoff

Mittagessen
Lachs im Spinat (Rezept Seite 82)
1–2 Gläser Mineralwasser mit einem Spritzer Orangensaft, evtl. etwas Süßstoff

Zwischendurch
1 Stück Käsekuchen (Rezept Seite 121)
1 Glas Fruchtsaft (150 ml)
2 Tassen Tee mit Kondensmilch, 4 % Fett, evtl. Süßstoff oder Zucker bzw. Zitronensaft

Abendessen
2 Scheiben Mischbrot oder Sesambrot (100 g)
3 TL Butter oder Diätmargarine (15 g)
1 Scheibe Schnittkäse (30 bis 40 % F. i. Tr.) (30 g)
1 Stückchen Brie (45 bis 50 % F. i. Tr.) (30 g)
Zucchini-Paprika-Salat: 1/2 rote Paprika (80 g), 1/2 kleine Zucchini (100 g), 1/2 kleine Zwiebel (30 g), 2 TL Olivenöl (10 g), Balsamicoessig, fluoridiertes Jodsalz, grob gemahlener bunter Pfeffer, Schnittlauch, Petersilie und Dill, evtl. Süßstoff oder Zucker
1 Glas Fruchtsaft (150 ml)
2 Tassen Tee mit Kondensmilch, 4 % Fett, evtl. Süßstoff oder Zucker, bzw. Zitronensaft

Zwischendurch
1 Birne mit Schale (130 g)
1–2 Gläser Mineralwasser mit einem Spritzer Orangensaft, evtl. etwas Süßstoff

Hinweise

Der Beispielplan enthält:
2077 Kilokalorien/
8682 Kilojoule
86 g Eiweiß
81 g Fett
221 g Kohlenhydrate
560 mg Harnsäure
34 g Ballaststoffe

Dieser Beispielplan eignet sich für die purinarme Kost bei normalem Körpergewicht. Für Übergewichtige lässt sich der Energiegehalt um rund 200 Kilokalorien reduzieren: Anstelle von Butter oder Diätmargarine wird auf entsprechende Halbfettprodukte zurückgegriffen. Eine Reduktion auf einen Tagesenergiegehalt von rund 1500–1600 Kilokalorien erreichen Sie, wenn Sie Mineralwasser oder Light-Limonade statt Fruchtsaft trinken.

Der Beispielplan deckt den Bedarf an allen Nähr- und Wirkstoffen, mit Ausnahme von Zink. Dauerhaft sollte dieser Mineralstoff in Form von Tabletten zugeführt werden, um Mangelerscheinungen vorzubeugen. Die meisten von Gicht und Hyperurikämie betroffenen Menschen vertragen täglich 500–600 mg Harnsäure, wenn diese vorwiegend aus pflanzlichen Lebensmitteln stammt.

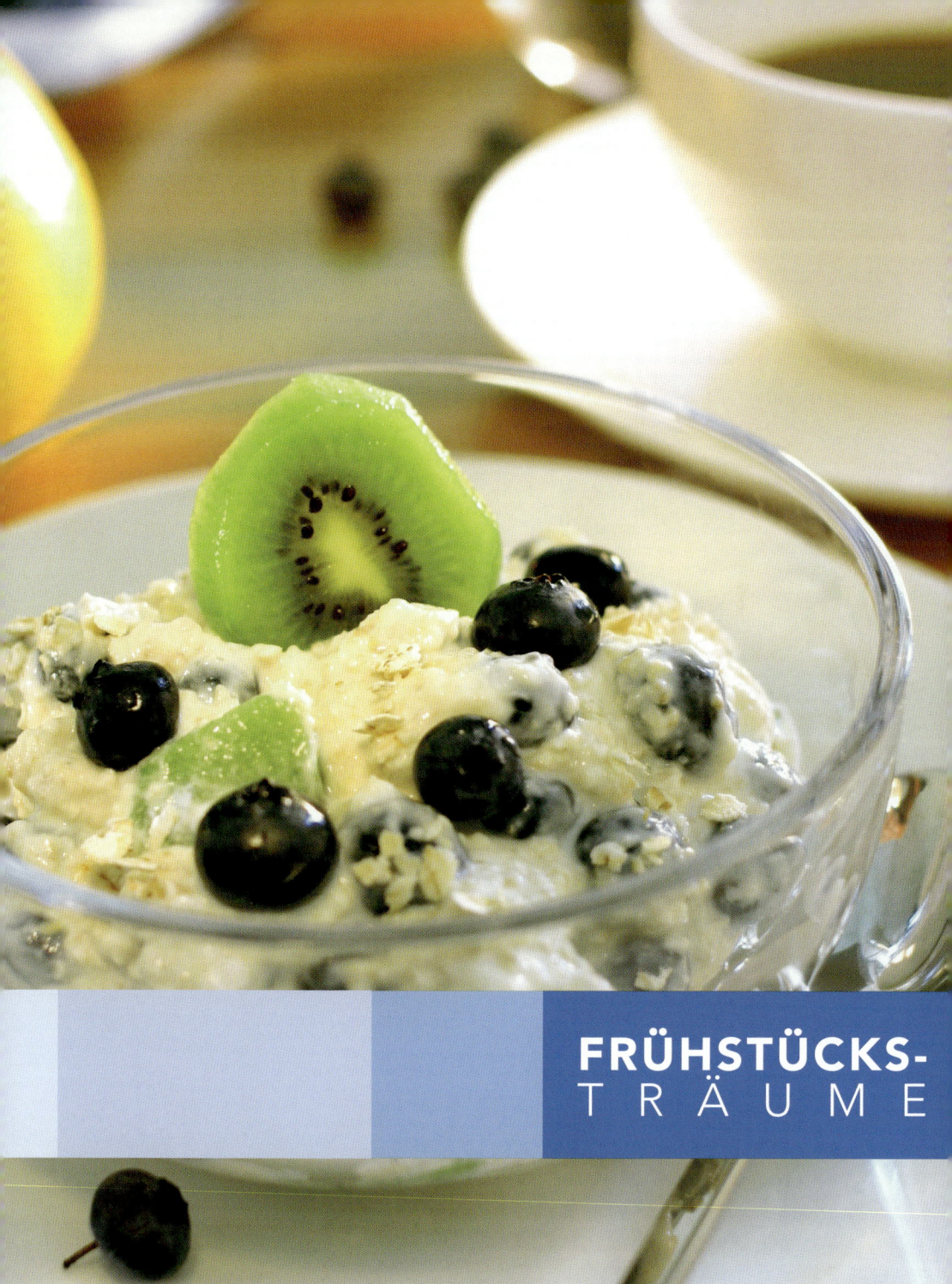

FRÜHSTÜCKS-
TRÄUME

„Frühstücke wie ein Kaiser ..." – Dieser Satz gilt auch bei Hyperurikämie und Gicht. Damit Sie einen guten Start in den Tag haben, ist es wichtig, ein vollwertiges, harnsäurearmes und genussvolles Frühstück zu sich zu nehmen. Wenn Sie ein pikantes Frühstück bevorzugen, sollten Sie Käse, Milchprodukte oder Eiergerichte anstatt harnsäurereichen Wurstbelag bevorzugen. Denken Sie zudem daran, dass Sie ausreichend zum Frühstück trinken. Sie geben dem Körper so die Möglichkeit, die Harnsäure über die Nieren auszuscheiden. Kaffee oder Tee sind bestens geeignet. Allerdings sollten Sie nicht mehr als vier Tassen Kaffee am Tag trinken. Unsere Frühstücks-Rezepte sind rasch zubereitet und machen Sie fit für einen schönen Tag.

Purinarmes Luxusfrühstück

Zutaten für 2 Portionen	g
2 Scheiben Bergkäse 45 % F. i. Tr.	60
2 Scheiben Weizenvollkornbrot	120
2 TL Butter oder Diätmargarine	10
Weintrauben	200
2 Sträußchen Petersilie	
2 Äpfel	260
2 Becher Naturjoghurt, 1,5 % Fett	300
2 EL Zitronensaft	40 ml
Süßstoff oder Ahornsirup nach Belieben	
2 gehäufte EL Cornflakes	30
2 kleine Gläser Vollmilch, 3,5 % Fett	300 ml
Zubereitungszeit: 10 min.	

Zubereitung

Die Bergkäsescheiben längs durchschneiden und auf den getoasteten, leicht gebutterten Vollkornbroten in Röllchen anrichten.

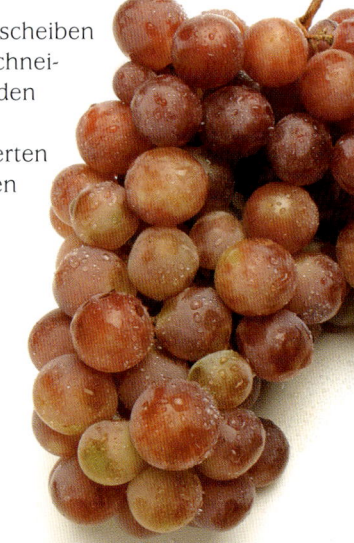

Das Brot mit den Weintrauben und der gewaschenen und fein gehackten Petersilie garnieren.

Die Äpfel waschen und in Spalten schneiden. Den Großteil der Apfelspalten mit dem Joghurt, dem Zitronensaft und dem Süßungsmittel mischen. Die Cornflakes dazugeben und alles mit den restlichen Apfelspalten garnieren.

Pro Person ein Glas gekühlte Vollmilch zum Frühstück servieren.

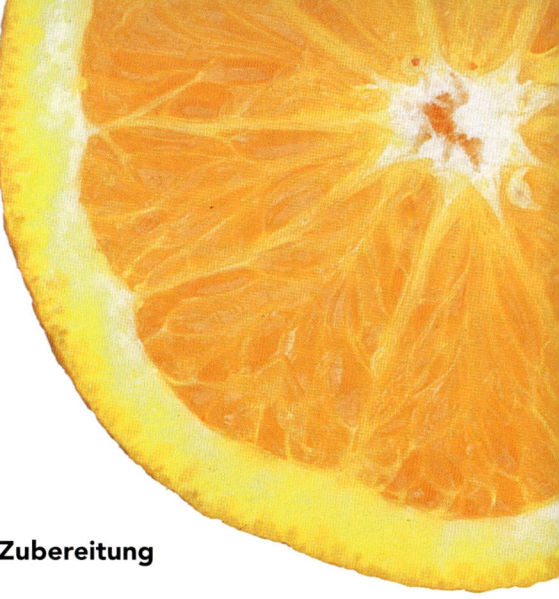

Eine Portion enthält:

666 Kilokalorien/2784 Kilojoule
25 g Eiweiß
22 g Fett
81 g Kohlenhydrate
119 mg Harnsäure
11 g Ballaststoffe

Kiwi-Orangen-Müsli

Zutaten für zwei Portionen	g
2 Becher Naturjoghurt, 1,5 % Fett	300
4 EL Vollkornhaferflocken	40
1/2 Vanilleschote	
2 Kiwis	120
2 Orangen	300
flüssiger Süßstoff nach Belieben	
Zubereitungszeit: 15 Minuten	

Zubereitung

Den Naturjoghurt mit den Haferflocken und dem ausgekratzten Vanillemark verrühren und kurz quellen lassen.
Das Obst schälen und in kleine Stücke schneiden. Den Joghurt nach Belieben mit flüssigem Süßstoff süßen und die Obststücke vorsichtig unterheben.

Eine Portion enthält:

236 Kilokalorien/986 Kilojoule
9 g Eiweiß
4 g Fett
35 g Kohlenhydrate
79 mg Harnsäure
5 g Ballaststoffe

Tipps & Hinweise

Das Kiwi-Orangen-Müsli gleich verzehren, denn Enzyme aus der Kiwi bilden in Verbindung mit Milchprodukten Bitterstoffe.

Birnen-Zimt-Müsli

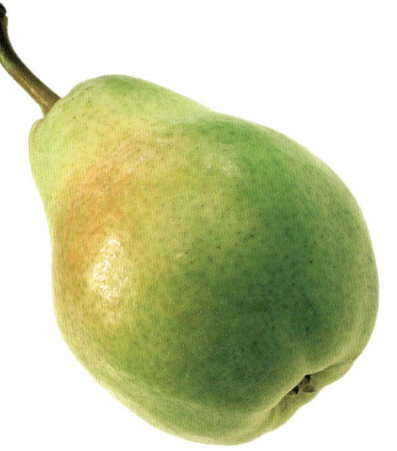

Zutaten für zwei Portionen	g
2 Birnen	240
½ kleine Zitrone	
2 Becher Dickmilch oder Kefir, 1,5 % Fett	300
2 EL Rosinen	20
Süßstoff nach Belieben	
Zimt	
1 EL Kürbiskerne	20
Zubereitungszeit: 15 Minuten	

Zubereitung

Die Birnen waschen, halbieren, das Kerngehäuse entfernen und die Früchte in kleine Stücke schneiden. Die Zitrone auspressen und die Birnenstücke mit dem Saft beträufeln.

Die Dickmilch mit den Rosinen vermischen und mit Süßstoff sowie Zimt abschmecken. Die Obststücke vorsichtig unterrühren. Das Müsli mit den Kürbiskernen garnieren.

Eine Portion enthält:

271 Kilokalorien/1132 Kilojoule
12 g Eiweiß
10 g Fett
29 g Kohlenhydrate
56 mg Harnsäure
5 g Ballaststoffe

Vollfrucht Müsli

Zutaten für zwei Portionen	g
2 Kiwis	120
½ Galia-Melone	200
2 gehäufte EL tiefgefrorene Heidelbeeren	60
4 EL Haferflocken	40
2 Becher Naturjoghurt, 1,5 % Fett	300
Süßstoff oder Zucker nach Belieben	
1 Glas Grapefruitsaft	200 ml
Zubereitungszeit: 10 Minuten	

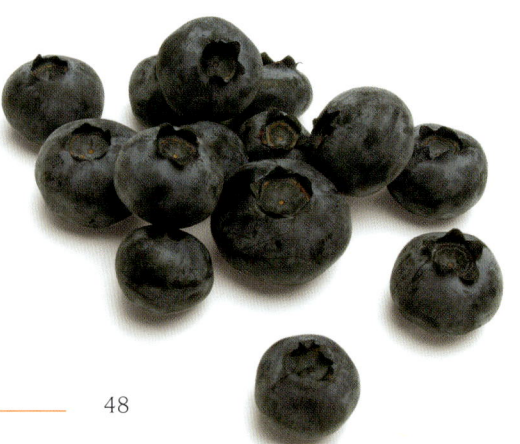

Zubereitung

Die Kiwis schälen und würfeln, aus der Melone kleine Kugeln ausstechen oder ebenfalls Würfel schneiden.

Kiwi und Melone mit den Heidelbeeren, den Haferflocken und dem Joghurt vermischen. Das Müsli mit dem Süßungsmittel abschmecken und den Grapefruitsaft unterrühren.

Eine Portion enthält:

285 Kilokalorien/1191 Kilojoule
10 g Eiweiß
4 g Fett
46 g Kohlenhydrate
119 mg Harnsäure
6 g Ballaststoffe

Sonntagsfrühstück

Zutaten für zwei Portionen	g
2 Eier	
1 kleinen Bund Schnittlauch	
2 Sonntagsbrötchen (Rezept Seite 50)	
2 TL Butter	10
4 Scheiben Vollkorntoastbrot	80
2 Ecken Camembert, 30 % Fett i. Tr.	60
4 TL Preiselbeerkonfitüre	60
4 Orangen	600
Kaffee oder Tee	
Zubereitungszeit: 20 Minuten	

Zubereitung

Die Eier in kochendem Wasser 5 Minuten garen. Den Schnittlauch waschen und in feine Röllchen schneiden. Die Brötchen halbieren und mit der Butter bestreichen. Die Schnittlauchröllchen auf den Brötchenhälften verteilen.

Die Toastbrote goldgelb rösten, mit den in Scheiben geschnittenen Camembert belegen und die Preiselbeerkonfitüre auf den Broten verteilen.

Die Orangen auspressen und den Saft in Gläser füllen.

Brötchen und Toastbrote zusammen mit dem weich gekochten Ei genießen. Dazu den frischen Orangensaft sowie nach Belieben Kaffee oder Tee trinken.

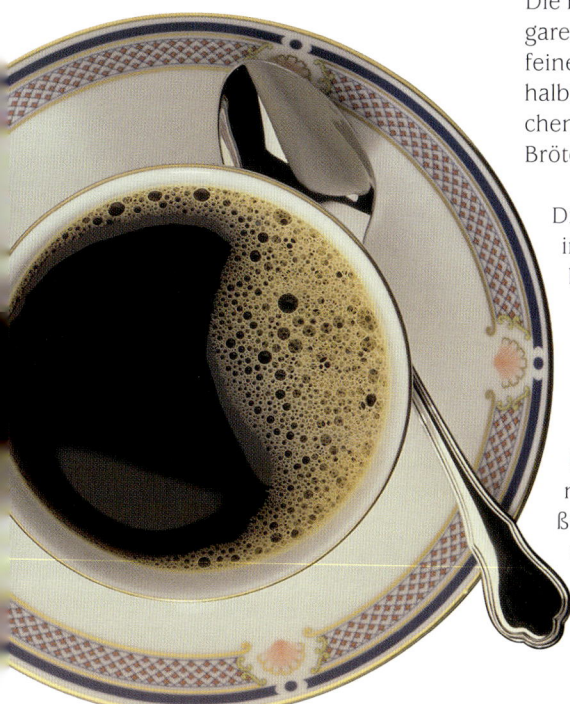

Sonntagsbrötchen

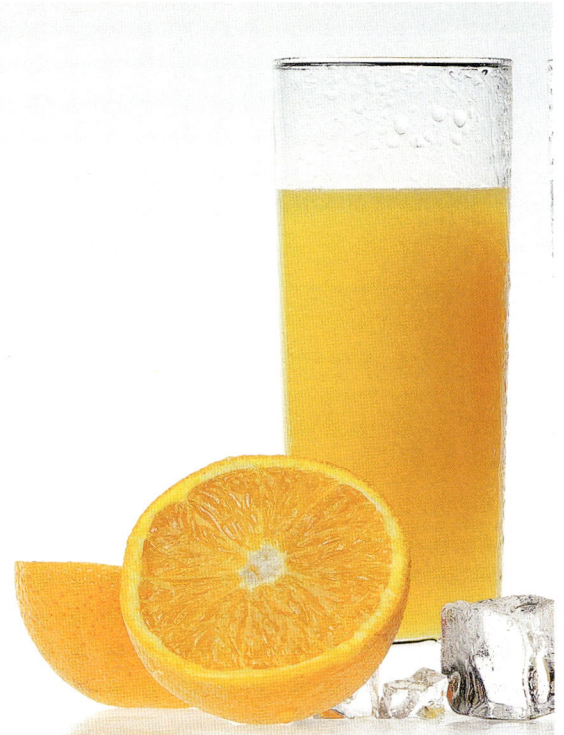

Zutaten für 10 Stück	g
½ Glas Milch, 1,5 % Fett	70 ml
1 gehäufter EL Butter	25
Weizenvollkornmehl	250
½ TL fluoridiertes Jodsalz	
½ Pck. Trockenhefe	
1 Ei	
¼ TL Zucker	
2 EL Kürbiskerne	

Zubereitungszeit: 20 Minuten
Gehzeit: 60 Minuten
Backzeit: 30 Minuten

Zubereitung

Die Milch und die Butter in einem kleinen Topf leicht erwärmen. Das Mehl zusammen mit dem Salz und der lauwarmen Milch in eine Schüssel geben. Die Trockenhefe, das Ei sowie den Zucker dazugeben und alles mit den Knethacken eines Rührgerätes zu einem sehr glatten Teig verarbeiten. Den Teig abgedeckt an einem warmen Ort circa 30 Minuten gehen lassen.

Wenn der Teig doppelt so groß geworden ist, die Hälfte der Kürbiskerne mit der Hand darunter kneten. Den Teig nochmals 30 Minuten gehen lassen. Den Backofen auf 200 °C (Gas Stufe 3–4, Umluft 180 °C) vorheizen.

Aus dem Teig 10 gleichgroße Brötchen formen und auf ein mit Backpapier aus-

Tipps & Hinweise

Frische Säfte immer erst kurz vor dem Verzehr auspressen, damit viele Vitamine erhalten bleiben.

Eine Portion enthält:

718 Kilokalorien/3001 Kilojoule

26 g Eiweiß

26 g Fett

83 g Kohlenhydrate

171 mg Harnsäure

12 g Ballaststoffe

gelegtes Backblech setzen. Die restlichen Kürbiskerne auf den Brötchen festdrücken. Die Brötchen auf der mittleren Schiene des Backofens 20–30 Minuten backen.

Eine Portion enthält:

140 Kilokalorien/585 Kilojoule
5 g Eiweiß
5 g Fett
16 g Kohlenhydrate
55 mg Harnsäure
3 g Ballaststoffe

Tipps & Hinweise

Stellen Sie ein feuerfestes, mit heißem Wasser gefülltes Gefäß auf den Boden des Backofens – so gehen die Brötchen noch besser auf.

Die noch nicht gebackenen Brötchen lassen sich gut einfrieren. Sie können sie jederzeit einzeln auftauen und wie beschrieben fertig backen.

Variieren Sie das Rezept mit verschiedenen Körnern (z. B. Sesam, Mohn, Sonnenblumenkerne, Leinsamen) Ihrer Wahl und Ihres Geschmacks.

Sie können für die Hälfte der Mehlmenge auch Weizenmehl Typ 405 verwenden und den Anteil an Vollkornmehl langsam steigern. Damit erhöhen Sie dann Schritt für Schritt die Ballaststoffmenge.

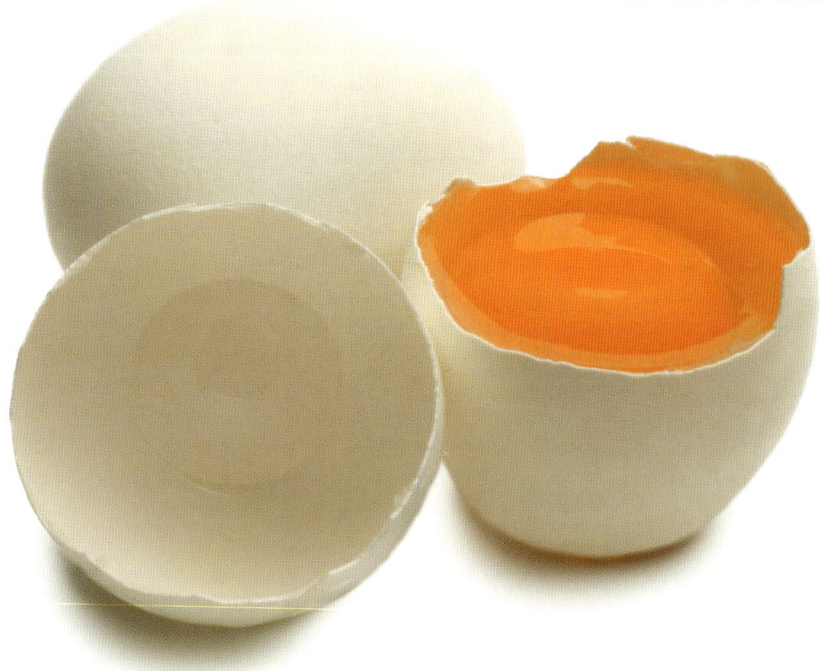

Johannisbeerbrötchen

Zutaten für zwei Portionen	g
2 Sonnenblumenkernbrötchen	
4 EL Magerquark	80
2 EL Frischkäse, fettreduziert	40
½ Vanilleschote	
rote Johannisbeeren, frisch oder tiefgekühlt	200
Süßstoff	
Zubereitungszeit: 20 Minuten	

Zubereitung

Den Quark und den Frischkäse mit einem Schneebesen zu einer cremigen Masse verrühren. Falls nötig, etwas kohlensäurehaltiges Mineralwasser hinzufügen. Die Vanilleschote auskratzen und das Mark unter die Quark-Käse-Masse rühren.

Die Johannisbeeren waschen und verlesen. Tiefkühlware auftauen lassen. Einige Beeren beiseite legen und den Rest mit einer Gabel zerdrücken oder mit einem Pürierstab zerkleinern. Das Johannisbeermus unter die Quark-Käse-Masse rühren. Falls nötig, mit flüssigem Süßstoff abschmecken.

Die Brötchen halbieren und die Johannisbeermasse auf den Hälften verteilen. Die belegten Brötchen mit den übrigen Johannisbeeren verzieren.

Eine Portion enthält:

350 Kilokalorien/1463 Kilojoule
20 g Eiweiß
5 g Fett
48 g Kohlenhydrate
98 mg Harnsäure
8 g Ballaststoffe

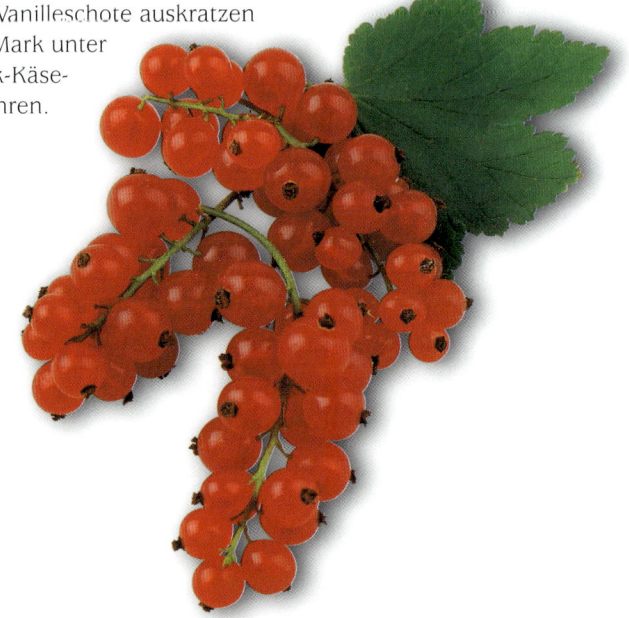

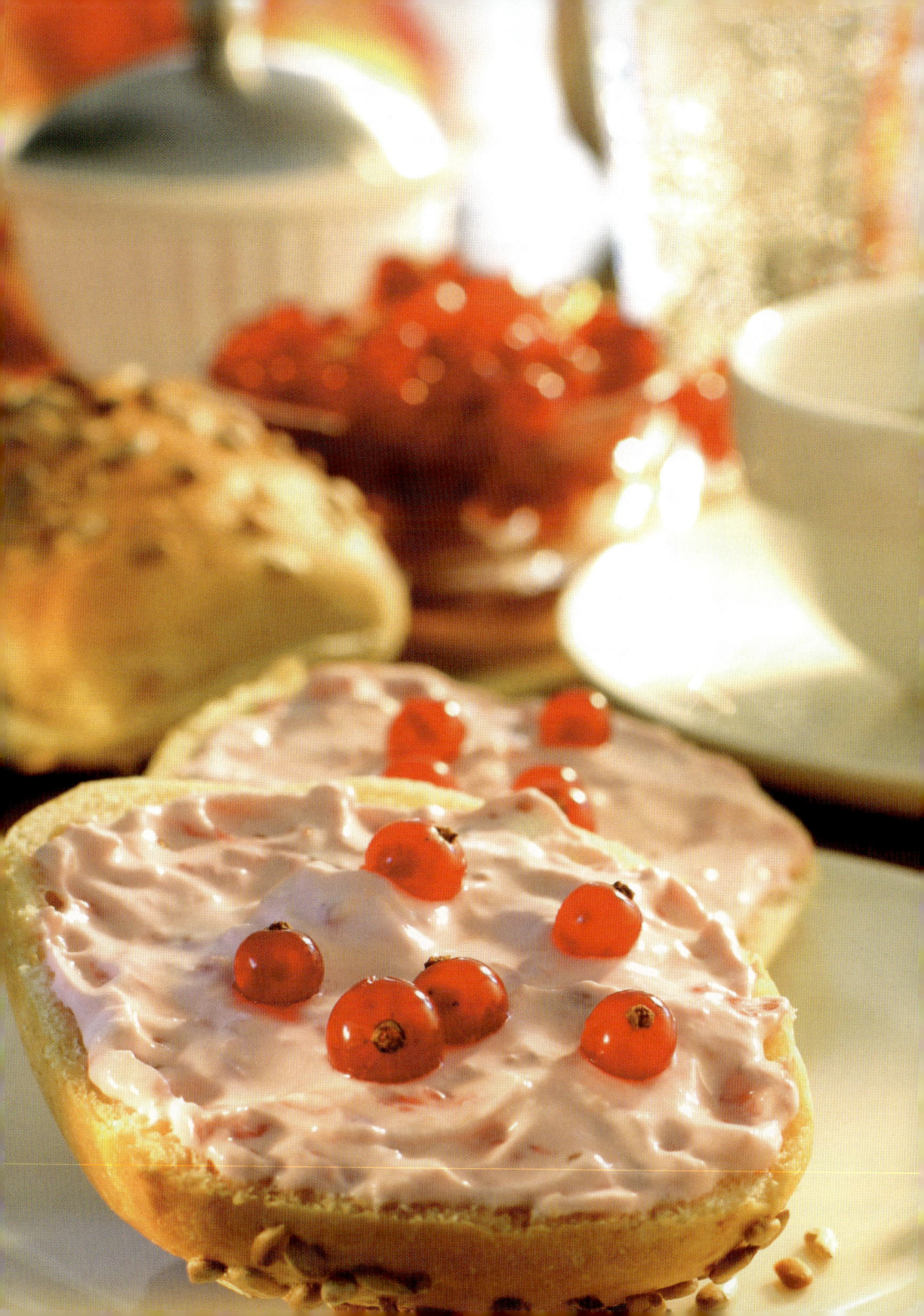

Käse-Trauben-Brot

Zutaten für zwei Portionen	g
2 Scheiben Weizenvollkornbrot	120
2 TL Butter oder Diätmargarine	10
2 Zweige Petersilie	
2 Scheiben Schnittkäse, 30 % Fett i. Tr.	60
Weintrauben	150

Zubereitungszeit: 10 Minuten

Zubereitung

Die Brotscheiben mit der Butter oder Diätmargarine bestreichen. Die fein gehackte Petersilie auf den Broten verteilen und diese anschließend mit dem Käse belegen. Die Trauben waschen, halbieren und auf die Käsebrote legen.

Eine Portion enthält:

309 Kilokalorien/1292 Kilojoule

13 g Eiweiß

10 g Fett

37 g Kohlenhydrate

79 mg Harnsäure

6 g Ballaststoffe

Tipps & Hinweise

Der Geschmack des Vollkornbrots wird durch vorheriges Toasten verbessert.

Vollkornbrötchen „Südsee"

Zutaten für zwei Portionen	g
4 TL Kokosflocken	20
2 Vollkornbrötchen (Rezept Seite 50)	
1 Banane	100
Saft ½ Zitrone	20 ml
6 EL fettreduzierter Frischkäse	120
½ Vanilleschote	
2 kleine Kiwis	100
Himbeeren, frisch oder tiefgekühlt, flüssiger Süßstoff	100

Zubereitungszeit: 15 Minuten

Zubereitung

Die Kokosflocken in einer heißen Pfanne ohne Fettzugabe rösten. Die Brötchen halbieren, die Banane schälen, mit einer Gabel zerdrücken und sofort mit dem Zitronensaft beträufeln. Bananenmus, Kokosflocken, Frischkäse und das ausgekratzte Vanillemark miteinander vermischen und auf den Brötchenhälften verteilen. Die geschälten Kiwis in Scheiben schneiden, die Himbeeren mit dem Süßstoff vermengen und die Brötchenhälften mit beidem belegen.

Eine Portion enthält:

387 Kilokalorien/1418 Kilojoule

15 g Eiweiß

13 g Fett

47 g Kohlenhydrate

105 mg Harnsäure

11 g Ballaststoffe

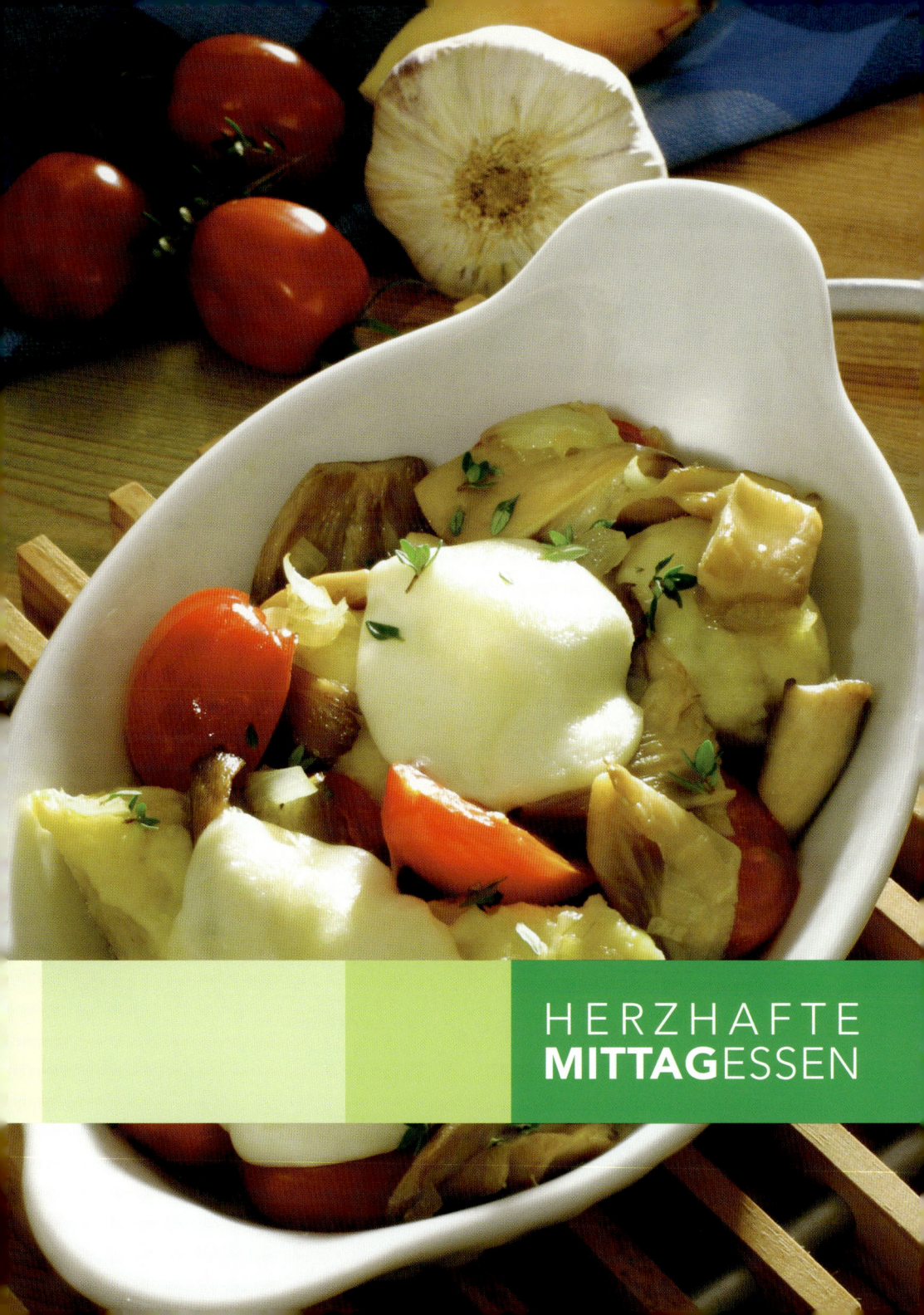

HERZHAFTE MITTAGESSEN

Eine herzhafte Alternative zu harnsäurereichem Fleisch oder Fisch sind vegetarisch orientierte Suppen, Aufläufe sowie Eier- oder Gemüsegerichte.

Milch, Milchprodukte, Eier und Käse enthalten kaum Harnsäure und bieten sich neben aromatischem Gemüse und Hülsenfrüchten als „Fleischersatz" an. Generell gilt: Die in vegetarischen Lebensmitteln enthaltenen Purine belasten den Harnsäurespiegel weniger als Purine aus tierischen Lebensmitteln.

Leckere vegetarische Gerichte sind wahre Vitamin-, Mineral- und Ballaststoffbomben, die nicht gleich zu B(a)uche schlagen und einen Gichtanfall auslösen. Unsere Fleisch- und Fischrezepte enthalten reichlich Gemüse und wenig Fleisch.

Für ein purinarmes, sättigendes Schlemmen bieten sich deshalb Zubereitungsformen wie Ragout, Geschnetzeltes oder Gulasch an.

Körnige Lauch-cremesuppe

Zutaten für zwei Portionen	g
2 kleine Stangen Lauch	200
2 TL Maiskeimöl	10 ml
1 Frühlingszwiebel	40
4 EL geschrotetes Getreide, z. B. Dinkel	40
Gemüsebrühe	400 ml
fluoridiertes Jodsalz	
Pfeffer	
½ Bund Schnittlauch	
4 EL Kondensmilch, 7,5 % Fett	60 ml
2 gehäufte EL Frischkäse, fettreduziert	60

Zubereitungszeit: 45 Minuten

Zubereitung

Den Lauch putzen und längs halbieren, gründlichen waschen, abtropfen lassen und in fingerdicke Stücke schneiden. Die Zwiebel schälen und fein würfeln. Das Öl in einem Topf erhitzen und den Lauch und die Frühlingszwiebel darin kurz andünsten. Einige Lauchringe beiseite stellen.

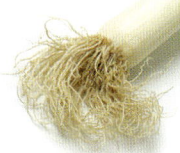

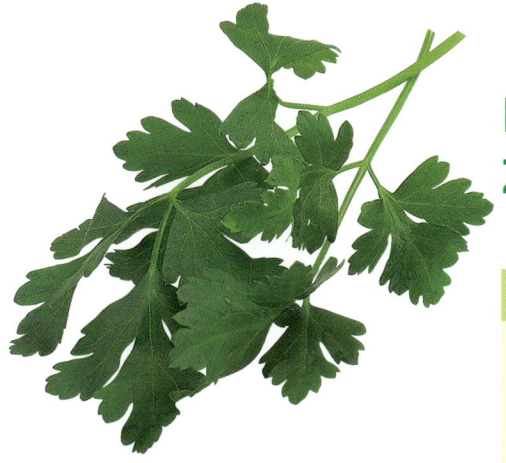

Französische Zwiebelsuppe

Zutaten für zwei Portionen	g
2 große Gemüsezwiebeln	300
1 kleine Knoblauchzehe	
2 TL Sonnenblumenöl	10 ml
Gemüsebrühe	500 ml
2 Scheiben Vollkorntoastbrot	40
4 EL geriebener Käse, z. B. Gouda 45 % Fett i. Tr.	60
2 Sträußchen Petersilie	
grob gemahlener Pfeffer	
fluoridiertes Jodsalz	

Zubereitungszeit: 45 Minuten

Das geschrotete Getreide sowie die Gemüsebrühe dazugeben und alles 20 bis 25 Minuten köcheln lassen. Mit etwas Salz und Pfeffer sowie den in Röllchen geschnittenen Schnittlauch würzen und die Suppe pürieren.

Die Kondensmilch mit dem Frischkäse verrühren und die Suppe mit dieser Mischung binden. Nochmals abschmecken, anrichten und mit den übrigen Lauchringen garniert servieren.

Zubereitung

Den Backofen auf 250 °C (Gas Stufe 4–5, Umluft 200 °C) vorheizen. Die Zwiebeln und die Knoblauchzehe schälen, halbieren und in dünne Streifen schneiden. Das Öl in einer beschichteten Pfanne erhitzen und die Zwiebel- und Knoblauchstreifen darin glasig dünsten. Die Gemüsebrühe aufgießen und bei geringer Hitze etwa 10 Minuten köcheln lassen.

Eine Portion enthält:

247 Kilokalorien/1033 Kilojoule

11 g Eiweiß

12 g Fett

21 g Kohlenhydrate

63 mg Harnsäure

6 g Ballaststoffe

Tipps & Hinweise

Statt des Lauchs können Sie auch Möhren, Paprika, Broccoli oder Wirsingkohl verwenden.

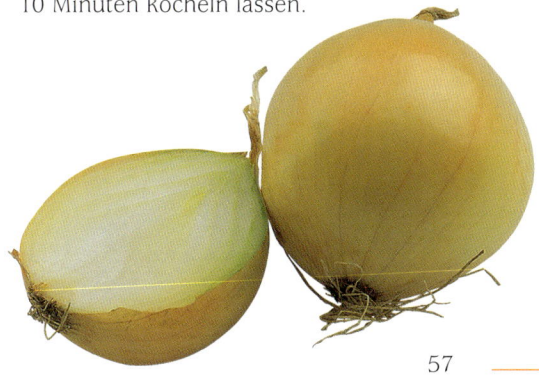

Inzwischen das Brot goldgelb toasten und in grobe Würfel schneiden. Die Petersilie waschen, trockenschwenken und fein hacken.

Die Zwiebelsuppe mit Pfeffer und wenig Salz abschmecken und in feuerfeste Suppentassen füllen. Die Toastbrotwürfel darauf verteilen und mit dem geriebenen Käse bestreuen. Im Backofen auf der mittleren Schiene etwa 10 Minuten lang überbacken. Mit Petersilie bestreut servieren.

Eine Portion enthält:

254 Kilokalorien/1062 Kilojoule

11 g Eiweiß

14 g Fett

20 g Kohlenhydrate

56 mg Harnsäure

5 g Ballaststoffe

Gratinierte Tomatensuppe mit Basilikum

Zutaten für zwei Portionen	g
1 Knoblauchzehe	
4 schwarze Oliven	12
1 Zwiebel	60
4 kleine Tomaten	300
2 TL Olivenöl	10 ml
2 TL Tomatenmark	10
Gemüsebrühe	500 ml
grob gemahlener Pfeffer	
fluoridiertes Jodsalz	
2 EL saure Sahne	40
4 dünne Scheiben Mozzarella	60
8 frische Basilikumblättchen	
Zubereitungszeit: 35 Minuten	

Zubereitung

Die Zwiebel und die Knoblauchzehe schälen und fein würfeln. Das Fleisch der Oliven vom Kern schälen und ebenfalls fein würfeln. Die Tomaten waschen, vom Stielansatz befreien und in Stücke schneiden.

Das Olivenöl in einem Topf erhitzen und die Knoblauch- und Zwiebelwürfel goldgelb andünsten. Die Tomatenstücke, die Olivenwürfel und das Tomatenmark dazugeben, kurz mitdünsten und mit der Gemüsebrühe aufgießen.

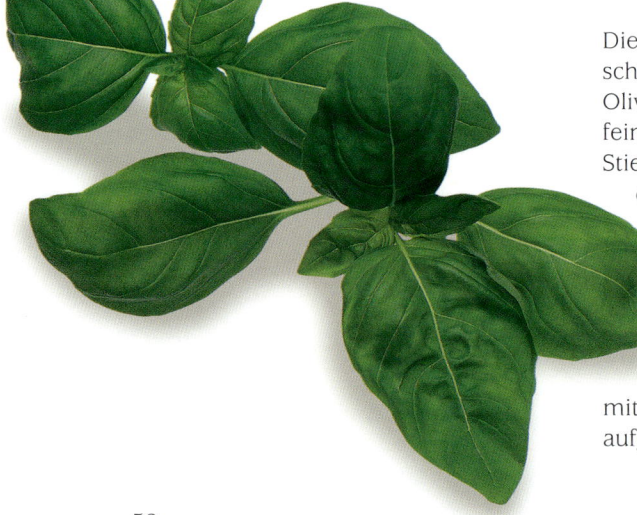

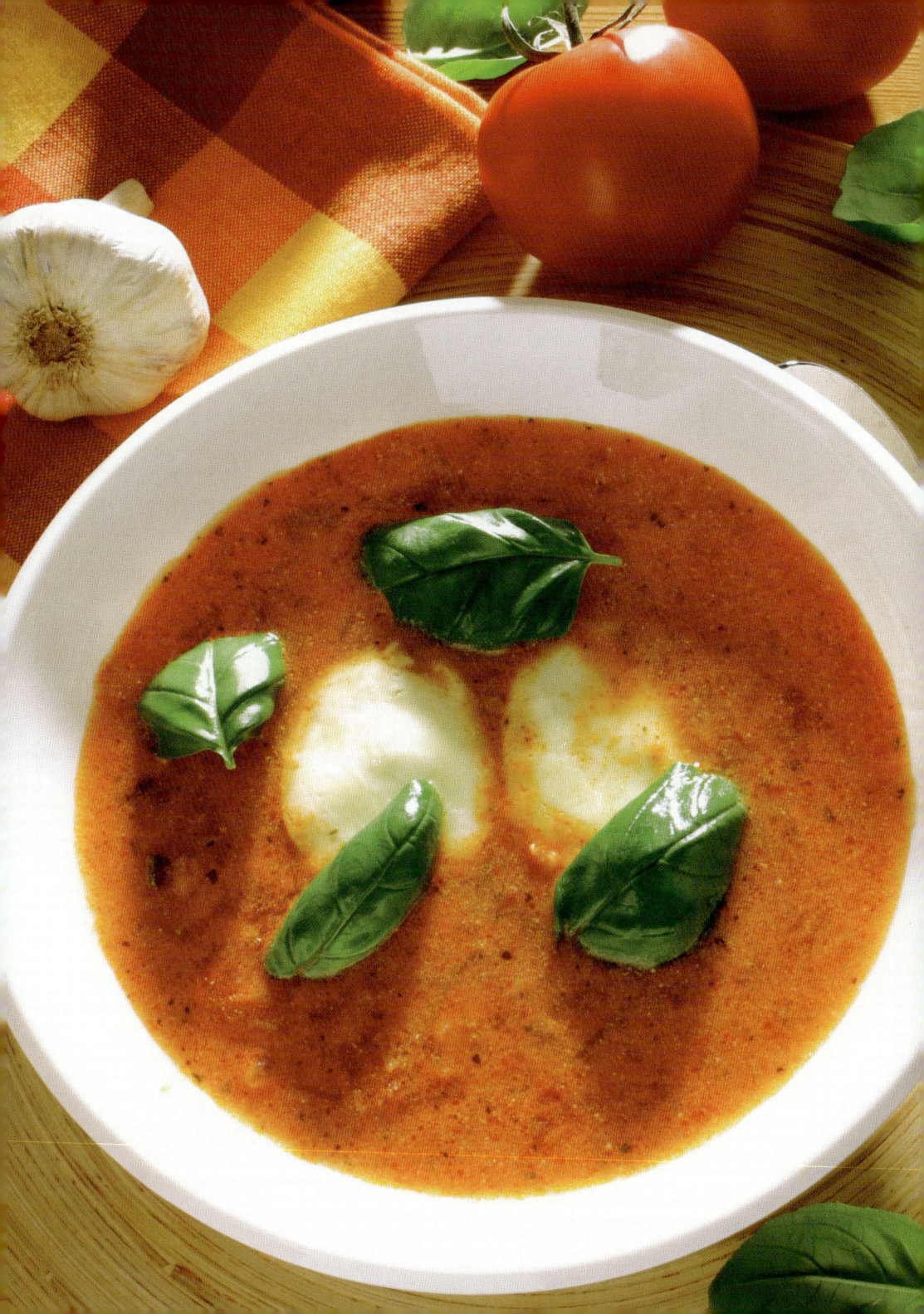

Den Backofen auf 250 °C vorheizen. Die Suppe mit Pfeffer und wenig Salz abschmecken und circa 10 Minuten köcheln lassen.

Die saure Sahne verrühren. Suppe vom Herd nehmen und die saure Sahne unterziehen. Die Suppe in zwei feuerfeste Suppentasse geben, mit den Mozzarellascheiben belegen und kurz im Backofen gratinieren, bis der Käse zerlaufen ist. Mit den gewaschenen und fein geschnittenen Basilikumblättchen bestreut servieren.

Eine Portion enthält:

226 Kilokalorien/945 Kilojoule

8 g Eiweiß

17 g Fett

8 g Kohlenhydrate

30 mg Harnsäure

4 g Ballaststoffe

Tipps & Hinweise

Genießen Sie diese Suppe als Vorspeise oder als Hauptmahlzeit. Mit 3 EL gekochtem Vollkornreis pro Portion als Einlage und einem mit Knoblauch eingeriebenem, knusprig aufgebackenem Vollkornbrötchen haben Sie ein vollwertiges Mittagessen.

Schwäbische Käsespätzle

Zutaten für zwei Portionen	g
Weizenvollkornmehl	160
1 Glas Wasser	200 ml
2 kleine Eier	
fluoridiertes Jodsalz	
1 Zwiebel	60
1 TL Sonnenblumenöl	5 ml
2 Sträußchen Petersilie	
Muskatnuss	
grob gemahlener Pfeffer	
Emmentaler, 45 % Fett i. Tr.	100

Zubereitungszeit: 40 Minuten
Backzeit: 15 Minuten

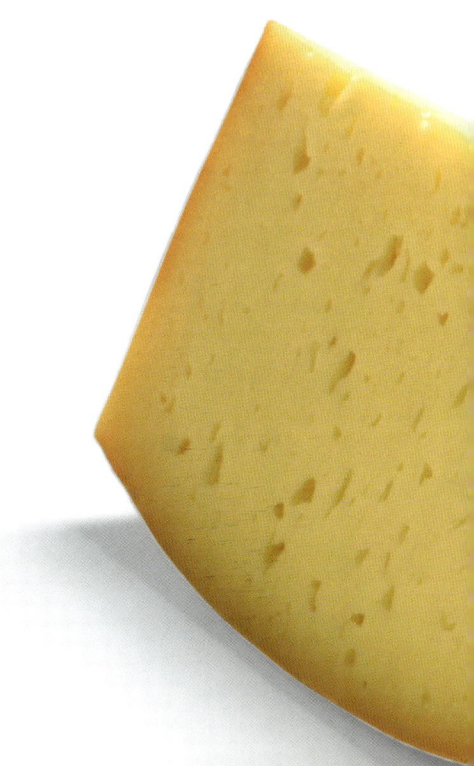

Zubereitung

Die Zwiebel schälen und in Ringe schneiden. Das Sonnenblumenöl in einem Topf erhitzen und die Zwiebelringe goldgelb andünsten.

Die Petersilie waschen, trockenschwenken, fein hacken und mit den Zwiebelringen andünsten. Mit grob gemahlenem Pfeffer und Muskatnuss würzen. Den Käse auf einer Küchenreibe grob reiben. Den Backofen auf 200 °C (Gas Stufe 3–4, Umluft 180 °C) vorheizen.

Das Mehl mit dem Wasser, den Eiern und dem Salz zu einem zähflüssigen Teig verrühren. Einen großen Topf mit Wasser zum Kochen bringen und Spätzleteig portionsweise mit einem Spätzlehobel in das kochende Wasser hineindrücken. Spätzle im offenem Topf rasch einige Male aufkochen lassen, bis sie an der Oberfläche schwimmen. Die garen Spätzle mit einem Schaumlöffel herausnehmen und kurz unter kaltem Wasser abbrausen und in einem Sieb abtropfen lassen.

Die Spätzle, die Zwiebel-Petersilien-Masse und die Hälfte des Käses schichtweise in eine feuerfeste Auflaufform geben. Nochmals mit Pfeffer und Muskatnuss abschmecken und den restlichen geriebenen Käse darüber streuen. Die Käsespätzle auf der mittleren Schiene des Backofens etwa 15 Minuten überbacken.

Eine Portion enthält:

563 Kilokalorien/2553 Kilojoule

28 g Eiweiß

23 g Fett

52 g Kohlenhydrate

145 mg Harnsäure

8 g Ballaststoffe

Tipps & Hinweise

Dazu passt ein frischer, grüner Salat.

Variieren Sie die Käsespätzle zusätzlich mit Gemüse Ihres Geschmacks. Besonders lecker schmecken Lauchringe und Tomatenwürfel in den Spätzle.

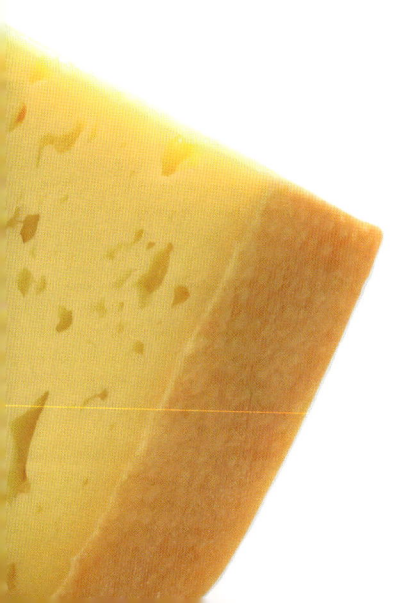

Möhrenpuffer mit Schafskäse

Zutaten für 9–10 Puffer	g
6 kleine Möhren	450
2 mittelgroße Kartoffeln	160
Schafskäse, 45 % Fett i. Tr.	100
1/2 Bund Schnittlauch	
je 2 Zweige Thymian und Oregano	
2 Eier	
2 TL Stärke	10
grob gemahlener Pfeffer	
gekörnte Gemüsebrühe	
4 EL Olivenöl	60 ml

Zubereitungszeit: 25 Minuten

Zubereitung

Die Möhren und Kartoffeln waschen, schälen und fein reiben. Den Schafskäse würfeln und die Kräuter waschen, trockenschwenken und fein hacken.

Die geriebenen Möhren und Kartoffeln mit den Eiern und der Stärke verrühren, die Schafskäsewürfel unterheben und die Masse mit Salz, Pfeffer und der gekörnten Brühe abschmecken. Die Kräuter dazugeben und alles gut vermischen.

Das Öl in einer beschichteten Pfanne erhitzen. Aus der Masse Puffer formen und in dem heißen Öl ausbacken.

Eine Portion enthält:

569 Kilokalorien/2378 Kilojoule
20 g Eiweiß
37 g Fett
31 g Kohlenhydrate
60 mg Harnsäure
10 g Ballaststoffe

Tipps & Hinweise

Die Puffer nach dem Ausbacken kurz auf Küchenkrepp legen, damit sie das überschüssige Fett verlieren.

Als Beilage zu den Möhrenpuffern eignet sich Knoblauchquark (Rezept Seite 64).

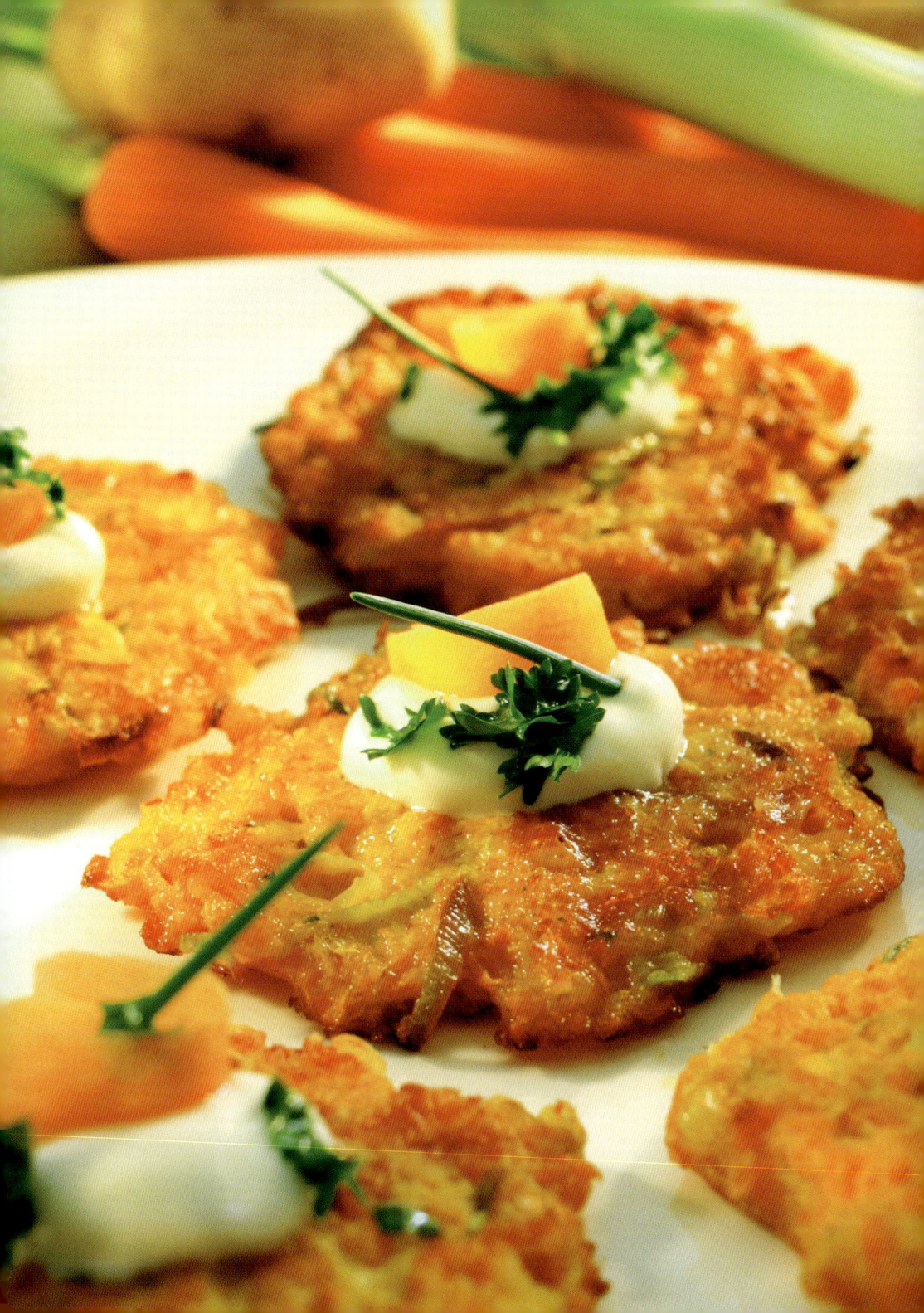

Knoblauchquark

Zutaten für zwei Portionen	g
6 gehäufte EL Magerquark	180
4 EL Naturjoghurt 1,5 % Fett	80
2 Knoblauchzehen	
1 Zwiebel	60
Salatgurke	100
2 Sträußchen Petersilie	
fluoridiertes Jodsalz	
grob gemahlener Pfeffer	
1 TL Olivenöl	5 ml
Zubereitungszeit: 10 Minuten	

Zubereitung

Den Quark und den Joghurt mit einem Schneebesen kräftig verrühren. Die Knoblauchzehe schälen und durch eine Presse drücken oder fein hacken.

Die Gurke waschen und in dünne Stifte hobeln. Die Petersilie waschen, trockenschwenken und fein hacken. Alle Zutaten mit dem Öl unter die Quarkmasse rühren und mit Salz und Pfeffer abschmecken.

Eine Portion enthält:

132 Kilokalorien/552 Kilojoule
14 g Eiweiß
4 g Fett
8 g Kohlenhydrate
13 mg Harnsäure
1 g Ballaststoffe

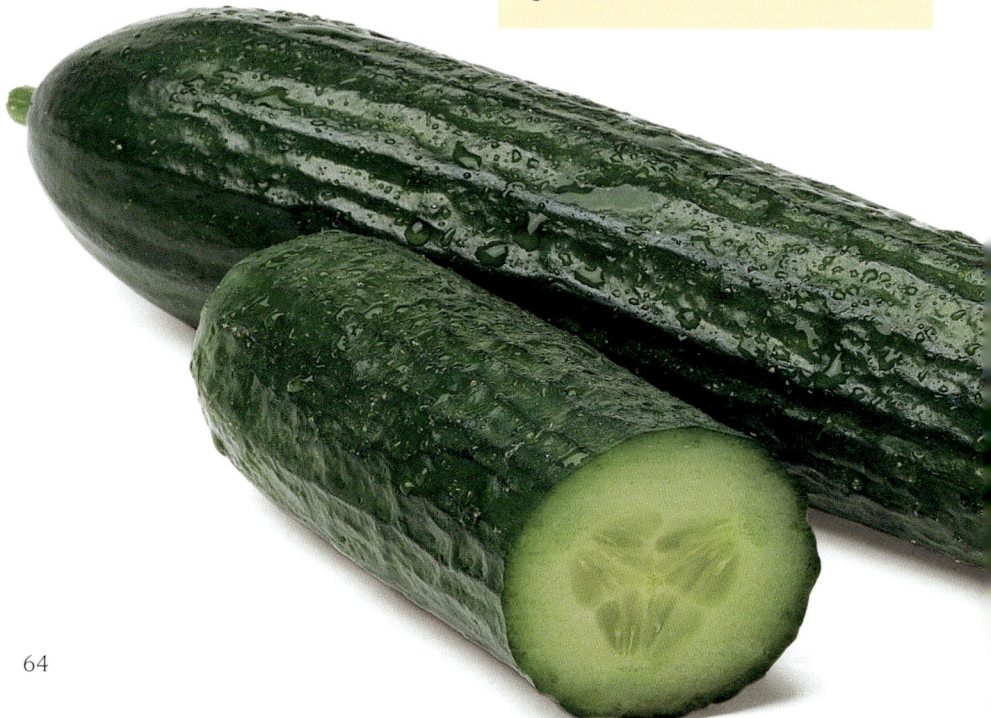

Mediterranes Rührei

Zutaten für zwei Portionen	g
10 Kirschtomaten	100
1 kleine gelbe Paprikaschote	160
1 Zwiebel	60
1 kleine Knoblauchzehe	
Schafskäse	60
2 TL Olivenöl	10 ml
4 Eier	
grob gemahlener Pfeffer	
frisches Basilikum	
frischer Oregano	

Zubereitungszeit: 20 Minuten

Zubereitung

Die Tomaten und die Paprikaschote waschen und in kleine Würfel schneiden. Dabei die Kerne der Paprikaschote entfernen. Die Zwiebel und die Knoblauchzehe fein würfeln. Den Schafskäse ebenfalls würfeln.

Das Olivenöl in einer kleinen Pfanne erhitzen und die Zwiebel- und Knoblauchwürfel darin andünsten. Die Eier in einen Suppenteller schlagen und verquirlen, pfeffern und den gewürfelten Schafskäse unterrühren.

Die Tomaten- und Paprikawürfel in die Pfanne geben und kurz mitdünsten. Anschließend die Eiermasse in die Pfanne geben und mit einem Pfannenheber rühren, bis das Ei stockt.

Die frischen Kräuter waschen, trockenschwenken und fein geschnitten über das Rührei streuen.

Eine Portion enthält:

364 Kilokalorien/1522 Kilojoule

23 g Eiweiß

25 g Fett

7 g Kohlenhydrate

42 mg Harnsäure

4 g Ballaststoffe

Tipps & Hinweise

Dazu passt ein leckeres Vollkornbrötchen (Rezept Seite 50) oder eine Portion Kräutervollkornnudeln und ein frischer Gurkensalat.

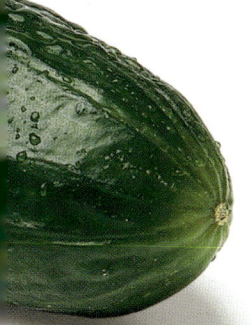

Eier in Senfsauce

Zutaten für zwei Portionen	g
4 Kartoffeln	320
4 Eier	
4 EL Naturjoghurt, 1,5 % Fett	80
4 EL Frischkäse, fettreduziert	80
2 EL mittelscharfer Senf	
1/2 Bund Schnittlauch	
grob gemahlener Pfeffer	
fluoridiertes Jodsalz	
Süßstoff nach Geschmack	

Zubereitungszeit: 20 Minuten
Kochzeit: 30 Minuten

Zubereitung

Die Kartoffeln waschen und in Salzwasser als Pellkartoffeln etwa 20 Minuten garen.

Die Eier hart kochen und anschließend mit kaltem Wasser abschrecken.

Den gewaschenen und in feine Röllchen geschnittenen Schnittlauch mit dem Naturjoghurt, dem Frischkäse und dem Senf zu einer glatten Sauce verrühren. Mit grob gemahlenem Pfeffer und wenig Salz abschmecken.

Die Eier pellen und halbieren. Mit den gepellten Kartoffeln auf zwei Tellern anrichten und mit der Senfsauce servieren.

Eine Portion enthält:

432 Kilokalorien/1806 Kilojoule
25 g Eiweiß
19 g Fett
32 g Kohlenhydrate
42 mg Harnsäure
4 g Ballaststoffe

Tipps & Hinweise

Dazu passt ein bunter Blattsalat mit Paprika, Tomaten und Gurken.

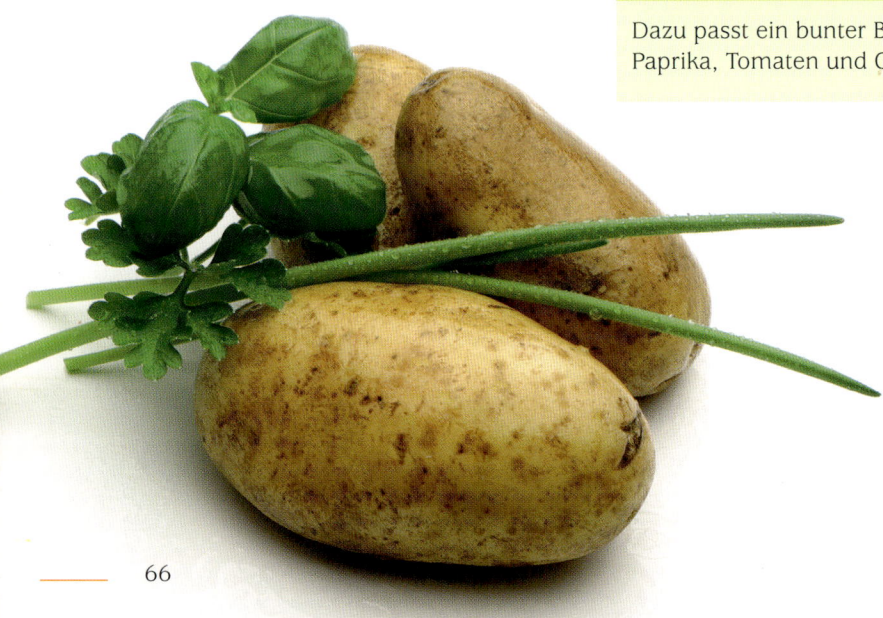

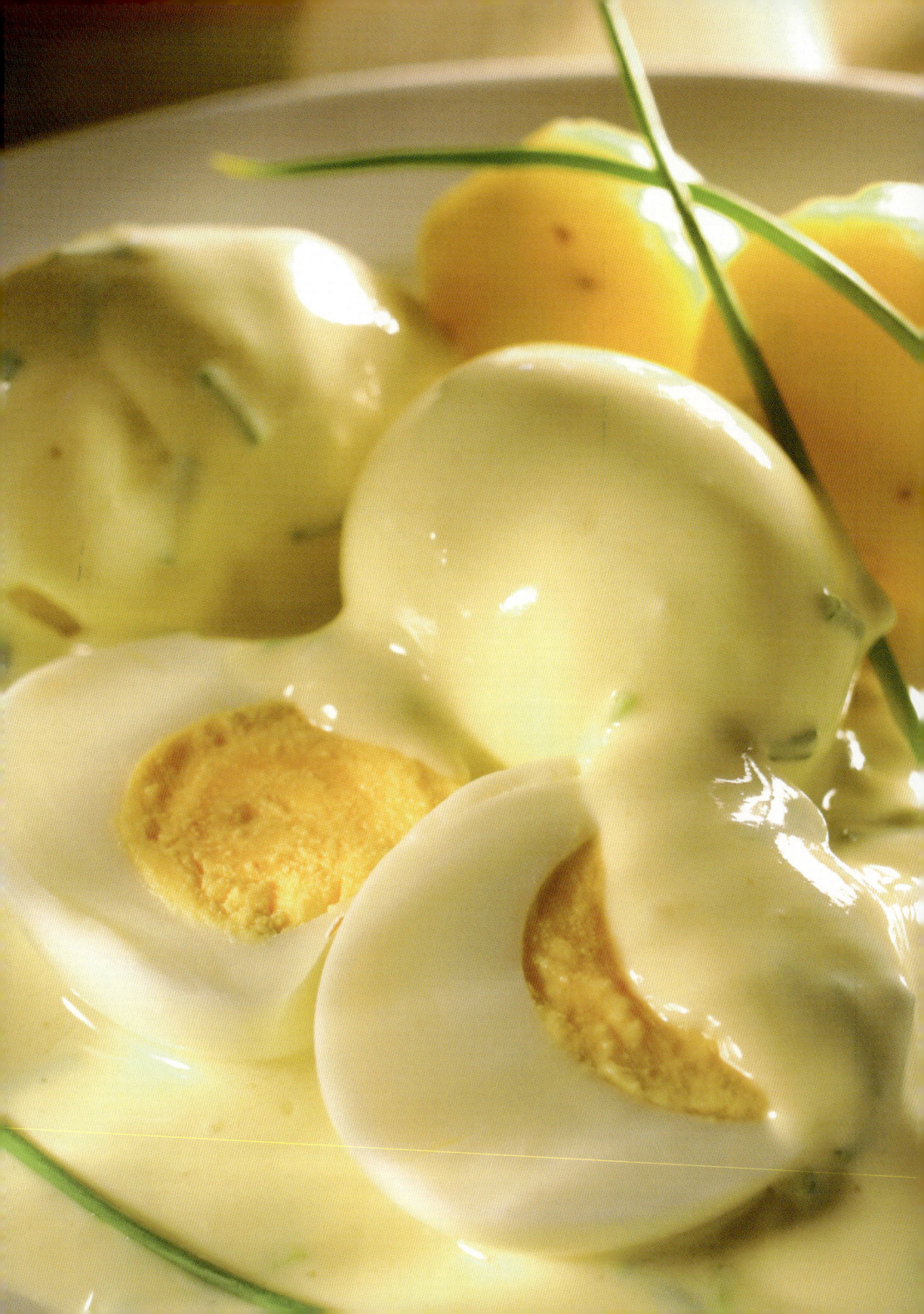

Linsengemüse

Zutaten für zwei Portionen

Zutat	g
8 EL getrocknete Linsen	120
2 TL Maiskeimöl	10 ml
1 Zwiebel	120
2 Knoblauchzehen	
1 Möhre	150
4 Tomaten	240
Gemüsebrühe	150 ml
1 Zweig Liebstöckel	
1 Sträußchen Petersilie	
fluoridiertes Jodsalz	
grob gemahlener Pfeffer	

Zubereitungszeit: 25 Minuten
Einweichzeit: 2 Stunden

Zubereitung

Die Linsen zwei Stunden in Wasser einweichen. Das Einweichwasser dann abgießen.

Die Tomaten waschen, vom Stielansatz befreien und würfeln. Die Möhren putzen und klein schneiden. Zwiebel und Knoblauch schälen und fein würfeln.

Das Öl in einem Topf erhitzen und das Gemüse andünsten, dabei die Tomatenstücke zuletzt dazu geben. Die eingeweichten Linsen hinzufügen und alles mit der Gemüsebrühe aufgießen. Das Gemüse köcheln lassen, bis die Flüssigkeit komplett verdampft ist.

Die Kräuter waschen und fein hacken. Das Linsengemüse mit den Gewürzen und den Kräutern kräftig abschmecken.

Eine Portion enthält:

291 Kilokalorien/1216 Kilojoule
16 g Eiweiß
8 g Fett
35 g Kohlenhydrate
125 mg Harnsäure
16 g Ballaststoffe

Tipps & Hinweise

Würzen Sie einmal mit etwas Essig und Zucker, um dem Linsengemüse eine süßsaure Note zu geben.

Wenn Sie statt des genannten Gemüses Soja- und Bambussprossen, Austernpilze, einige Cashew-Kerne, Sojaöl und etwas Sojasauce verwenden, erhalten Sie ein asiatisches Linsengemüse mit besonderer Note.

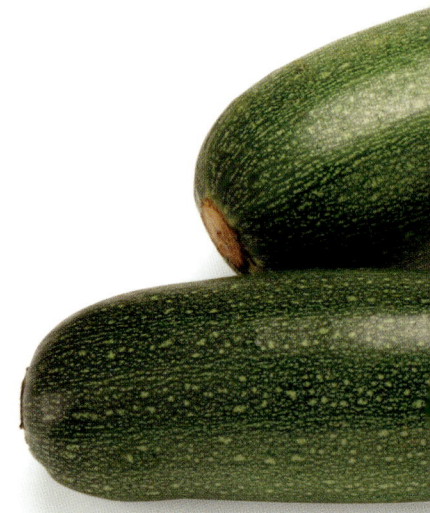

Zucchini-Pilz-Ragout

Zubereitung

Die Zwiebel und die Knoblauchzehe schälen und fein würfeln. Den Zucchino putzen, waschen und in dicke Stifte schneiden. Die Champignons putzen, ggf. waschen und in Scheiben schneiden.

Das Öl in einem Topf erhitzen und die Zwiebel- und Knoblauchwürfel darin goldgelb andünsten. Die Zucchini- und Pilzstücke dazugeben und kurz mitdünsten. Mit dem Pfeffer und der gekörnten Brühe würzen, die Kondensmilch dazu gießen und kurz einkochen lassen.

Den Schnittlauch waschen, trockenschwenken und in feine Röllchen schneiden. Vor dem Servieren über das Zucchini-Pilz-Ragout streuen.

Zutaten für zwei Portionen	g
1 Zwiebel	60
1 Knoblauchzehe	
1 Zucchino	300
Champignons	200
2 TL Olivenöl	10 ml
grob gemahlener Pfeffer	
gekörnte Gemüsebrühe	
6 EL Kondensmilch, 7,5 % Fett 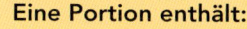	90 ml
1 Bund Schnittlauch	

Zubereitungszeit: 20 Minuten

Eine Portion enthält:

168 Kilokalorien/702 Kilojoule
9 g Eiweiß
9 g Fett
11 g Kohlenhydrate
113 mg Harnsäure
5 g Ballaststoffe

Tipps & Hinweise

Dazu passen Backkartoffeln à la méditerrané (Rezept Seite 70) oder Tomatenreis (Rezept Seite 72) und ein grüner Blattsalat mit Radieschen und Gurke.

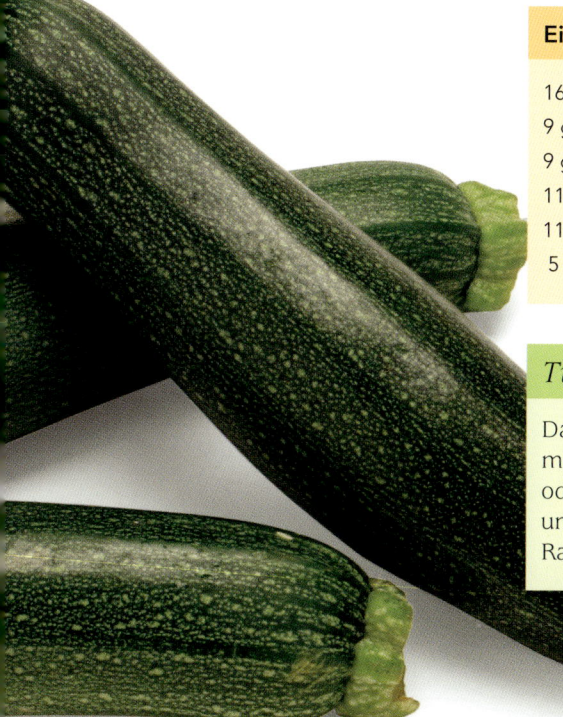

Backkartoffeln „à la méditerrané"

Zutaten für zwei Portionen	g
4 Kartoffeln	300
2 TL Olivenöl	10 ml
2 EL Parmesankäse	10
1 kleine Knoblauchzehe	

Zubereitungszeit: 10 Minuten
Koch- und Backzeit: 30 Minuten

Zubereitung

Die Kartoffeln gut waschen und in Salzwasser etwa 20 Minuten garen. Den Backofen auf 200 °C (Gas Stufe 3–4, Umluft 180 °C) vorheizen. Ein Backblech mit Backpapier auslegen.

Die Knoblauchzehe halbieren und die gegarten Kartoffeln halbieren. Die Schnittflächen mit Knoblauch einreiben und mit dem Olivenöl bepinseln. Die Kartoffelhälften auf das Backblech legen, mit dem geriebenen Parmesan bestreuen und etwa 10 Minuten im Backofen überbacken.

Eine Portion enthält:

202 Kilokalorien/844 Kilojoule
5 g Eiweiß
6 g Fett
28 g Kohlenhydrate
25 mg Harnsäure
4 g Ballaststoffe

Pellkartoffeln mit Meerrettichquark

Zutaten für zwei Portionen	g
6 mittelgroße Kartoffeln	500
6 gehäufte EL Magerquark	200
2 EL Frischkäse, fettreduziert	40
4 TL Meerrettich	40
Rettich	200
½ Bund Schnittlauch	
2 Sträußchen Petersilie	
grob gemahlener Pfeffer	
fluoridiertes Jodsalz	

Zubereitungszeit: 15 Minuten
Kochzeit: 20 Minuten

Zubereitung

Die Kartoffeln waschen und etwa 20 Minuten in Salzwasser garen.

Den Rettich schälen und fein raspeln. Den Schnittlauch und die Petersilie waschen, trockenschwenken und fein hacken.

Quark, Frischkäse, Meerrettich, Rettich und die Kräuter mit einem Schneebesen zu einer cremigen Masse verrühren. Falls nötig, etwas kohlensäurehaltiges Mineralwasser hinzufügen. Mit Pfeffer und Salz abschmecken.

Die Kartoffeln nach Ende der Garzeit kurz abtropfen lassen und zusammen mit dem Meerrettichquark servieren.

Eine Portion enthält:

346 Kilokalorien/1446 Kilojoule

22 g Eiweiß

4 g Fett

48 g Kohlenhydrate

49 mg Harnsäure

8 g Ballaststoffe

Tipps & Hinweise

Verwenden Sie zum Garen der Pellkartoffeln einen Schnellkochtopf. So bleiben die meisten Vitamine und Mineralstoffe erhalten.

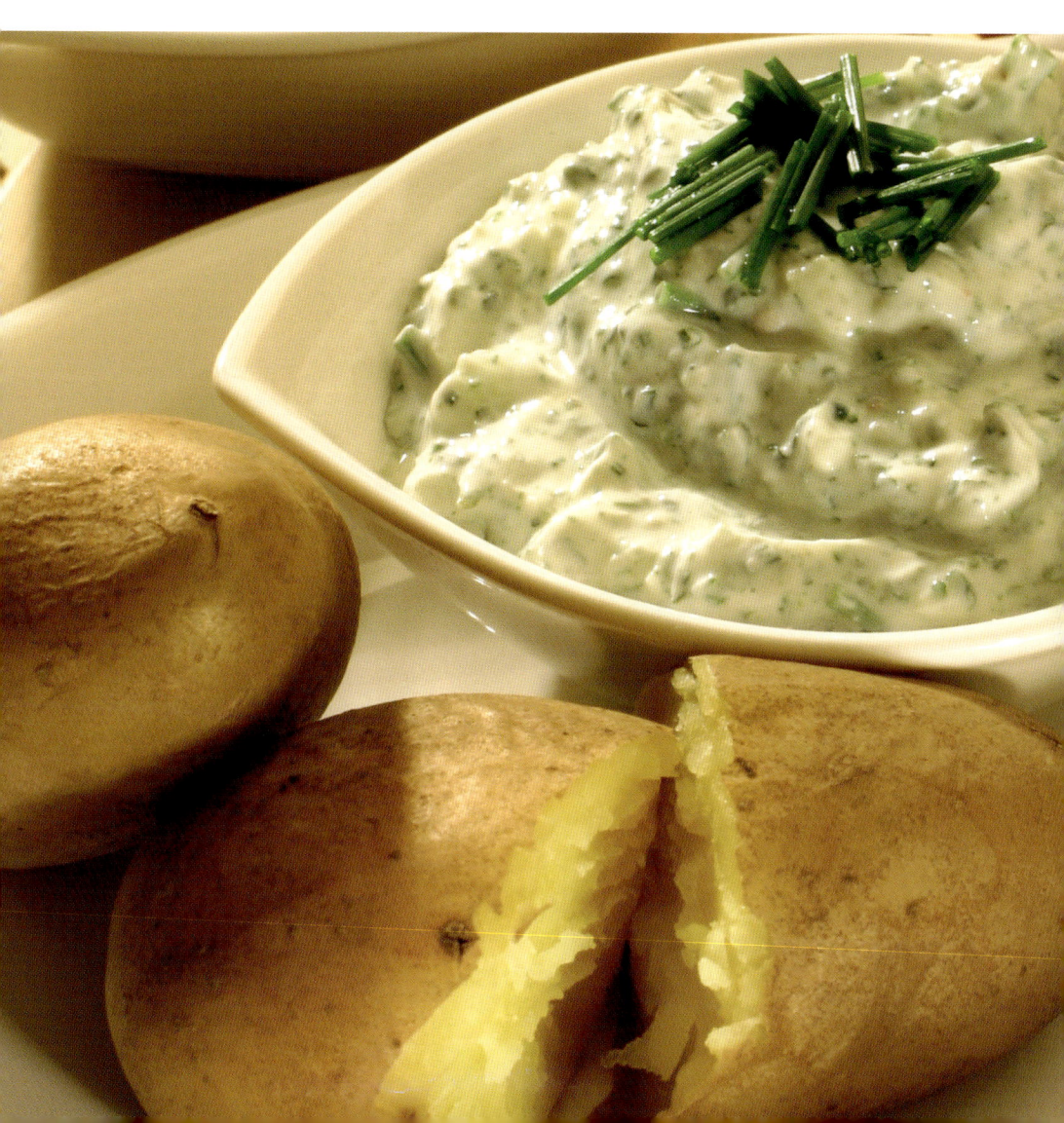

Überbackener Tomatenreis

Zutaten für zwei Portionen	g
2 Zwiebeln	120
1 Knoblauchzehe	
2 TL Pflanzenöl	10 ml
Naturreis	100
Gemüsebrühe	500 ml
6 Tomaten	500
2 Scheiben magerer Schinken	60
fluoridiertes Jodsalz	
1 Sträußchen Petersilie	
2 EL geriebener Käse, z. B. Parmesan 30 % Fett i. Tr.	10

Zubereitungszeit: 20 Minuten
Koch- und Backzeit: 50 Minuten

Zubereitung

Die Zwiebel und die Knoblauchzehe schälen, fein würfeln und in dem erhitzten Öl andünsten. Den Reis dazugeben und mitdünsten. Die Brühe hinzu gießen und zum Kochen bringen. Den Reis bei schwacher Hitze etwa 40 Minuten ausquellen lassen, er sollte noch körnig sein.

Die Tomaten waschen, halbieren, die Stielansätze entfernen und in kleine Stücke schneiden. Den Schinken in Streifen schneiden. Die Petersilie waschen, trockenschwenken und fein hacken. Den Backofen auf 200 °C (Gas Stufe 3–4, Umluft 180 °C) vorheizen.

Kurz vor Ende der Garzeit die Tomaten und den Schinken zu dem Reis geben. Mit wenig Salz, Pfeffer und der Petersilie würzen. Den Reis in eine Auflaufform geben und mit dem Käse bestreuen. Den Reis im heißen Ofen auf mittlerer Schiene überbacken, bis der Käse geschmolzen ist.

Eine Portion enthält:

372 Kilokalorien/1555 Kilojoule

15 g Eiweiß

12 g Fett

47 g Kohlenhydrate

173 mg Harnsäure

8 g Ballaststoffe

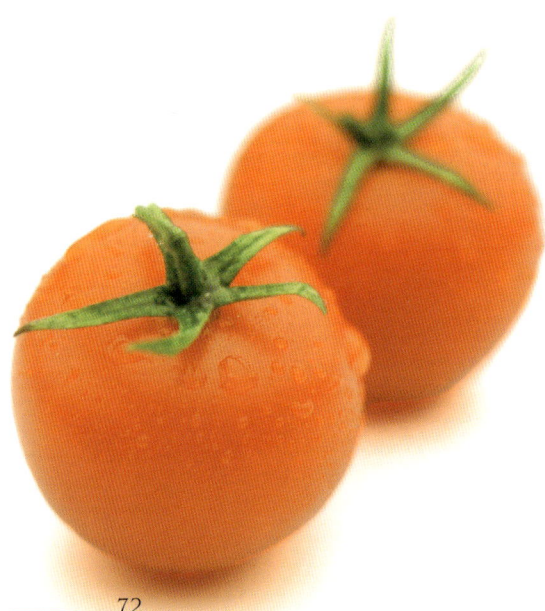

Gefüllter Kohlrabi mit Parmesan-Kartoffelpüree

Zutaten für zwei Portionen	g
Für den Kohlrabi:	
2 mittelgroße Kohlrabi	400
Gemüsebrühe	250 ml
2 kleine Stangen Lauch	100
Broccoli	100
1 Möhre	150
2 TL Kürbiskernöl	10 ml
fluoridiertes Jodsalz	
grob gemahlener Pfeffer	
Knoblauch nach Geschmack	
2 TL Sonnenblumenkerne	20
Für das Püree:	
4 mittelgroße Kartoffeln	ca. 320
fluoridiertes Jodsalz	
4 EL Parmesan	20
Für die Sauce:	
1 Bund Petersilie	
4 EL Kondensmilch, 7,5 % Fett	60 ml
fluoridiertes Jodsalz	
gemahlener Pfeffer	
Kohlrabi (das ausgehöhlte Fruchtfleisch)	
Zubereitungszeit: 50 Minuten	
Kochzeit: 45 Minuten	

Zubereitung

Die Kartoffeln waschen und in Salzwasser etwa 20 Minuten garen. Die Kohlrabi schälen, aushöhlen – das ausgehöhlte Kohlrabifruchtfleisch beiseite stellen – und mit wenig Salz und Pfeffer würzen. Die Gemüsebrühe und die Kohlrabi in einen Topf geben und bei mittlerer Hitze circa 15 Minuten dämpfen.

Das restliche Gemüse putzen, waschen und fein würfeln. Die Broccoliröschen kurz blanchieren. Das Öl in einem Topf erhitzen und das klein geschnittene Gemüse darin bissfest garen. Mit Salz und Pfeffer abschmecken und die Kohlrabi damit füllen. Anschließend nochmals etwa 10 Minuten bei geschlossenem Deckel in der Brühe garen. Dann die Gemüsebrühe abgießen und beiseite stellen.

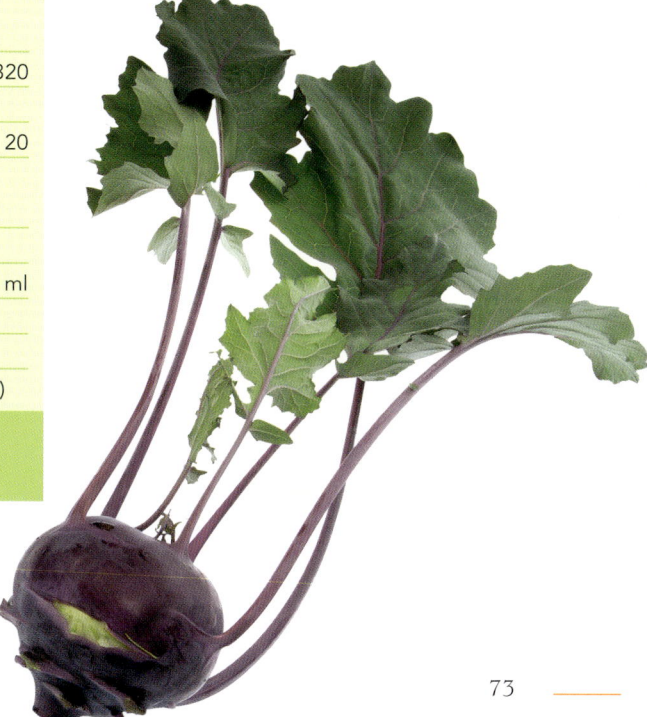

Die gegarten Kartoffeln schälen und durch die Kartoffelpresse drücken. Mit dem geriebenen Parmesan und wenig Salz vermischen.

Die Gemüsebrühe mit der gewaschenen, gehackten Petersilie und dem Kohlrabifleisch aufkochen, abschmecken und mit dem Pürierstab fein pürieren. Die Kondensmilch dazugeben und kurz aufkochen lassen. Die Sauce auf zwei Tellern verteilen, die gefüllten Kohlrabi darauf setzen und das Kartoffel-Parmesanpüree aus einem Spritzbeutel daneben anrichten. Mit den Sonnenblumenkernen garnieren.

Eine Portion enthält:

420 Kilokalorien/1756 Kilojoule
19 g Eiweiß
15 g Fett
47 g Kohlenhydrate
152 mg Harnsäure
13 g Ballaststoffe

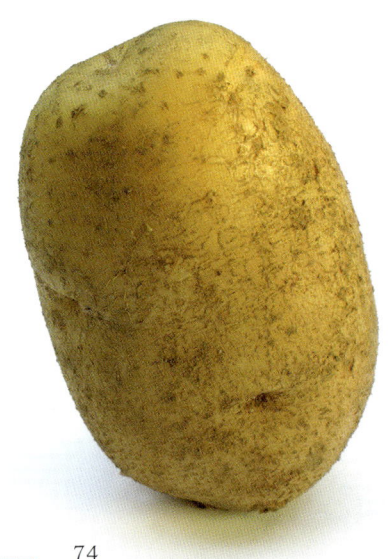

Gnocchi mit Austernpilzen und Mozzarella

Zutaten für zwei Portionen g

Für den Teig:

6 mittelgroße Kartoffeln, mehlig kochend	500
2 EL Kartoffelstärke	40
2 EL Weizengrieß	40
2 Eier	
fluoridiertes Jodsalz	

Außerdem:

1 Zwiebel	60
1 Knoblauchzehe	
2 TL Olivenöl	10 ml
Austernpilze	100
15 Cocktailtomaten	
4 EL Kondensmilch, 7,5 % Fett	60 ml
Oregano, Thymian, Salbei	
schwarzer Pfeffer aus der Mühle	
fluoridiertes Jodsalz	
1 Stück Mozzarella	60

Zubereitungszeit: 30 Minuten
Koch- und Backzeit: 30 Minuten

Zubereitung

Die Kartoffeln waschen und in Salzwasser etwa 20 Minuten garen. Schälen, durch eine Kartoffelpresse drücken und mit der Stärke, dem Grieß und den Eiern vermengen. Den Teig salzen und gut kneten.

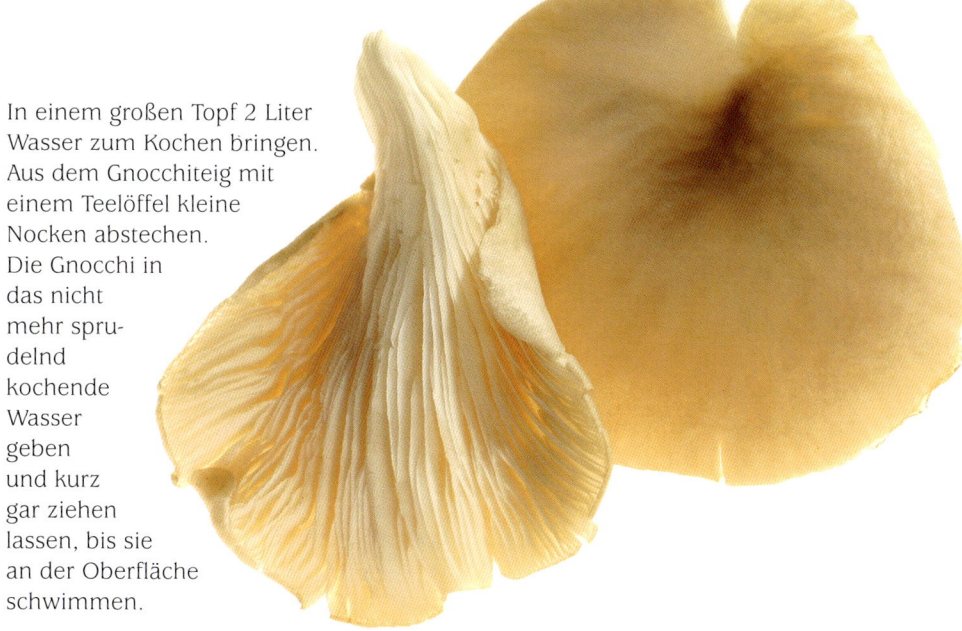

In einem großen Topf 2 Liter Wasser zum Kochen bringen. Aus dem Gnocchiteig mit einem Teelöffel kleine Nocken abstechen. Die Gnocchi in das nicht mehr sprudelnd kochende Wasser geben und kurz gar ziehen lassen, bis sie an der Oberfläche schwimmen.

Die Zwiebel und den Knoblauch in kleine Würfel schneiden. Die Austernpilze waschen, putzen und in mundgerechte Stücke zerteilen. Die Cocktailtomaten waschen und halbieren. In einem Topf das Olivenöl erhitzen und die Zwiebel und den Knoblauch andünsten. Nach und nach die Pilze und Tomaten dazu geben und ebenfalls kurz mitdünsten. Den Backofen auf 180 °C (Gas Stufe 3, Umluft 160 °C) vorheizen.

Das Gemüse mit der Kondensmilch ablöschen und mit den gewaschenen, fein gehackten Kräutern und Gewürzen abschmecken.

Die Gnocchi zusammen mit dem Gemüse in eine feuerfeste Auflaufform geben. Mit dem in Scheiben geschnittenen Mozzarellakäse belegen und im Backofen auf mittlerer Schiene überbacken, bis der Käse zerlaufen ist.

Eine Portion enthält:

856 Kilokalorien/3085 Kilojoule

39 g Eiweiß

36 g Fett

84 g Kohlenhydrate

118 mg Harnsäure

10 g Ballaststoffe

Tipps & Hinweise

Wenn Sie den Teelöffel zum Ausstechen der Gnocchis nach jedem Abstechen kurz in kaltes Wasser tauchen, lösen sich die Gnocchis leichter ab.

Als Abwandlung des Rezeptes verwenden Sie anstatt Austernpilzen und Cocktailtomaten doch einmal Frühlingszwiebeln, Möhren und gelbe Paprika.

Gemüselasagne

Zutaten für zwei Portionen	g
1 Zwiebel	60
1 Knoblauchzehe	
1 Möhre	80
1 kleine Stange Lauch	
½ kleine Aubergine	80
½ kleiner Zucchino	80
1 Tomate	80
2 EL Olivenöl	20 ml
Spinat (tiefgekühlt)	100
passierte Tomaten	200
Lasagneplatten	100
geriebener Käse, 30–40 % Fett i. Tr.	100
fluoridiertes Jodsalz	
grob gemahlener Pfeffer	
Salbei/Thymian/Oregano/Basilikum	

Zubereitungszeit: 45 Minuten
Backzeit: 30 Minuten

Zubereitung

Die Zwiebel und die Knoblauchzehe schälen und fein würfeln. Das Gemüse waschen. Die Möhre schälen, halbieren und in Streifen schneiden. Den Lauch halbieren und ebenfalls in Streifen schneiden. Die Aubergine und den Zucchino putzen und würfeln. Die Tomate halbieren, den Stielansatz herausschneiden und in Stücke schneiden.

Das Olivenöl in einem Topf erhitzen. Die Knoblauch- und Zwiebelwürfel darin andünsten, die Möhren und den gefrorenen Spinat dazugeben und einige Minuten mitdünsten. Jetzt die restlichen Gemüsesorten dazugeben, mit den passierten Tomaten aufgießen und alles nochmals einige Minuten köcheln lassen. Die Gemüsemasse mit wenig Salz, Pfeffer und den Kräutern kräftig abschmecken.

Den Backofen auf 200 °C (Gas Stufe 3–4, Umluft 180 °C) vorheizen. Den Boden einer Auflaufform mit etwas Gemüsemasse bedecken und nun schichtweise mit den Nudelplatten, dem geriebenem Käse und der Gemüsemasse auffüllen. Mit der Gemüsemasse und geriebenem Käse abschließen. Die Lasagne bei 180–200 °C (Gas Stufe 3–4, Umluft 160–180 °C) etwa 20–30 Minuten überbacken.

Eine Portion enthält:

573 Kilokalorien/2408 Kilojoule

26 g Eiweiß

27 g Fett

50 g Kohlenhydrate

151 mg Harnsäure

12 g Ballaststoffe

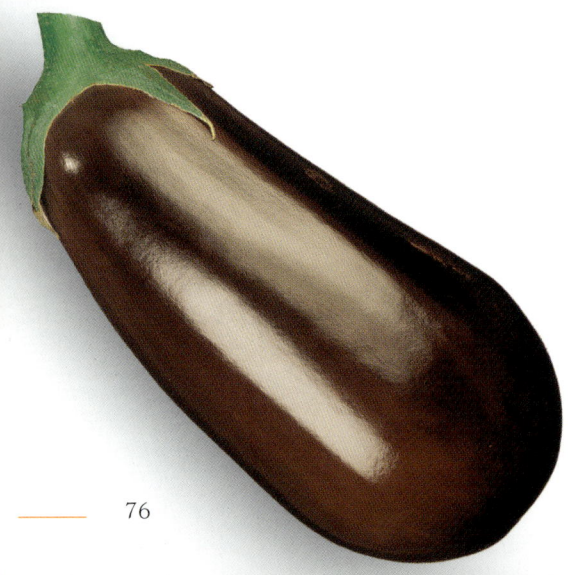

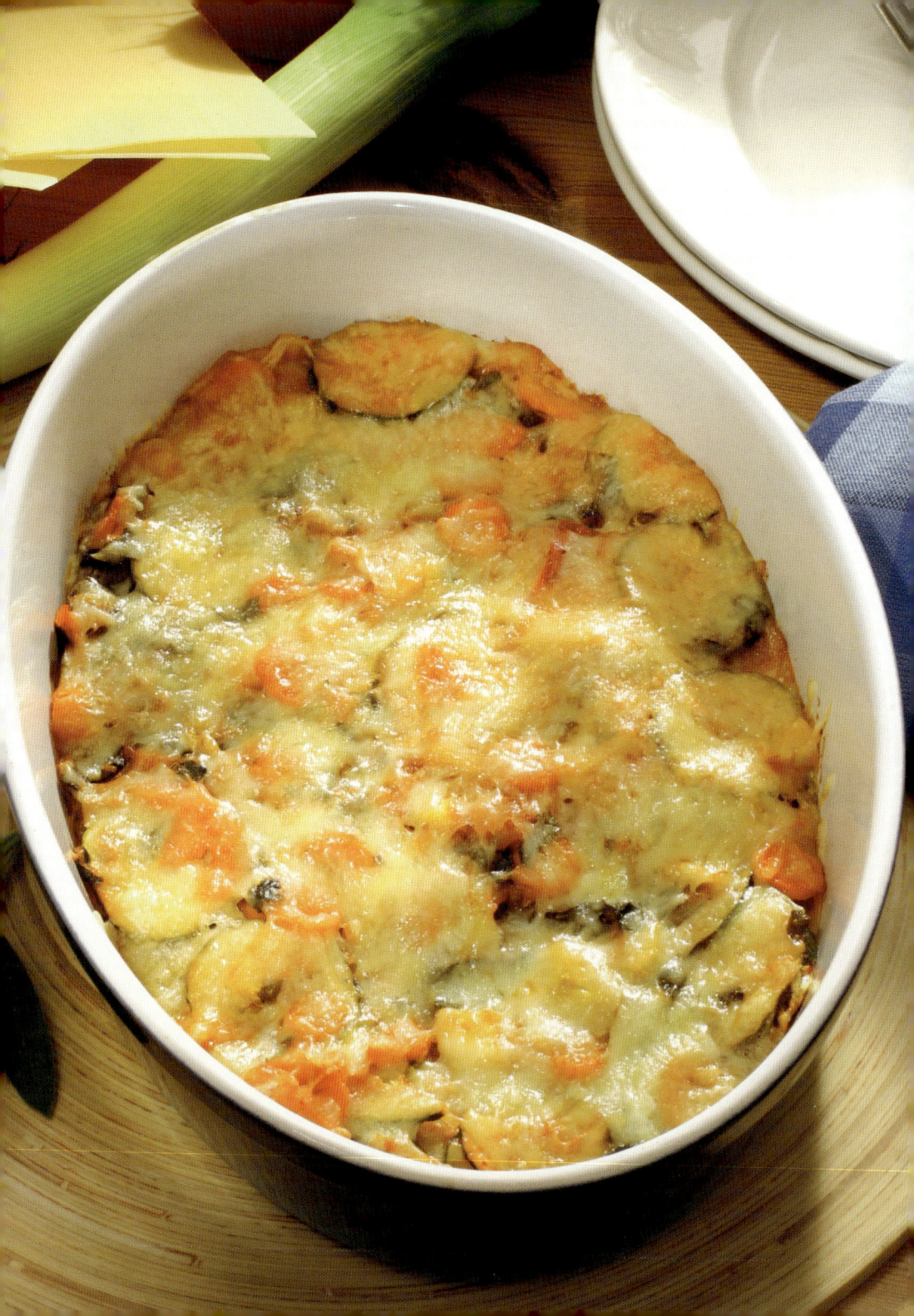

Bunte Gemüsepaella

Zutaten für zwei Portionen

Zutat	g
1 Zwiebel	ca. 100
1 kleine Knoblauchzehe	
2 TL Olivenöl	10 ml
8 EL Naturreis	120
1 Briefchen Safranfäden oder 1 TL Kurkuma	
Hühnerbrühe	300 ml
grüne Bohnen, frisch oder tiefgekühlt	100
1 Möhre	150
2 EL Mais, aus der Dose oder tiefgekühlt	50
1 kleine Stange Lauch	100
Krabben	100
2 Sträußchen Petersilie	
fluoridiertes Jodsalz	
grob gemahlener Pfeffer	

Zubereitungszeit: 30 Minuten
Kochzeit: 40 Minuten

Zubereitung

Die Zwiebel und die Knoblauchzehe schälen und fein hacken. Das Olivenöl in einem Topf erhitzen und die Zwiebel- und Knoblauchwürfel darin goldgelb andünsten. Den Reis dazugeben und unter Rühren glasig werden lassen.

Den Safran bzw. das Kurkuma in der Hühnerbrühe auflösen und zum Reis geben.

Den Reis bei geringer Hitze 30–40 Minuten quellen lassen. Falls nötig, noch etwas Flüssigkeit zugeben.

Inzwischen das Gemüse putzen, waschen und in kleine Stücke schneiden. Die Bohnen in wenig Wasser 3 Minuten blanchieren. Die Möhrenstücke und die Bohnen etwa 10 Minuten vor Ende der Garzeit des Reises zugeben. Den Lauch 5 Minuten vor Ende der Garzeit hinzufügen. Alles mit wenig Salz und viel Pfeffer kräftig abschmecken.

Den Mais zusammen mit den Krabben kurz vor dem Servieren unterheben. Die Paella mit der gewaschenen und fein gehackten Petersilie bestreut servieren.

Eine Portion enthält:

417 Kilokalorien/1743 Kilojoule

19 g Eiweiß

8 g Fett

61 g Kohlenhydrate

236 mg Harnsäure

11 g Ballaststoffe

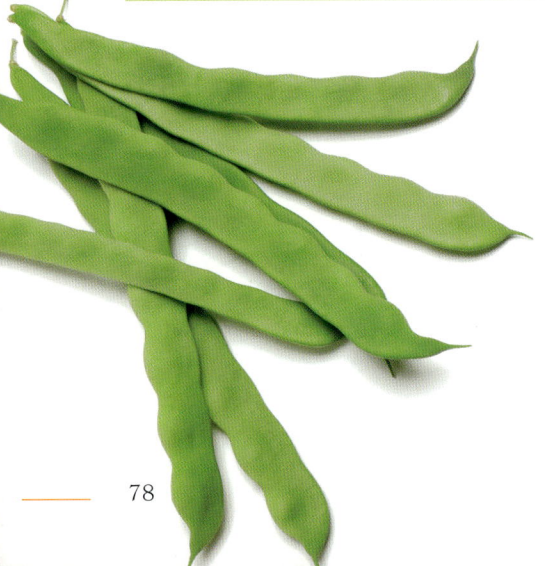

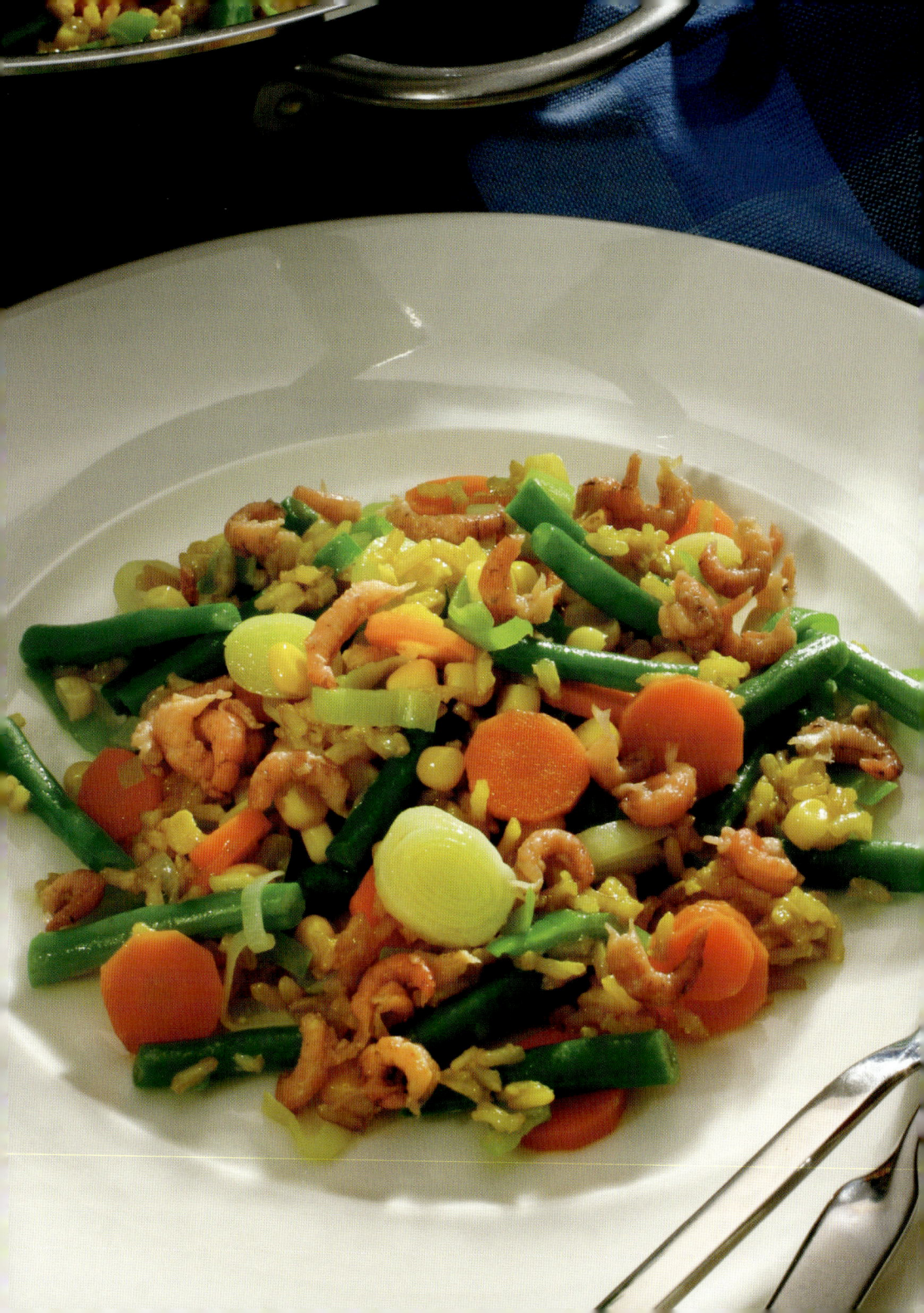

Kabeljau mit Tomaten-Orangen-Sauce

Zutaten für zwei Portionen	g
2 Kabeljaufilets	300
Zitronensaft	
fluoridiertes Jodsalz	
1 Zwiebel	60
4 Tomaten	ca. 320
2 TL Sonnenblumenöl	10 ml
2 Orangen	300
2 TL Orangenmarmelade	30
Tomatenstücke aus der Dose	300
gemahlener Pfeffer	
gekörnte Gemüsebrühe	
2 TL Sesamkörner	10
2 Scheiben Edamer, 30 % Fett i. Tr.	60
Paprikapulver	

Zubereitungszeit: 30 Minuten
Backzeit: circa 10 Minuten

Zubereitung

Das Fischfilet mit dem Zitronensaft beträufeln und leicht salzen.

Die Zwiebel schälen und würfeln. Die frischen Tomaten waschen, den Stielansatz entfernen und ebenfalls in kleine Würfel schneiden. Das Öl in einem Topf erhitzen und die Zwiebel- und Tomatenwürfel darin kurz andünsten.

Den Ofen auf 200 °C (Gas Stufe 3–4, Umluft 180 °C) vorheizen. Die Orangen auspressen. Den Saft mit der Orangenmarmelade und den Tomaten aus der Dose zu der Zwiebel-Tomatenmasse geben. Alles aufkochen lassen. Mit dem Pfeffer und der gekörnten Gemüsebrühe abschmecken. Das Fischfilet in die Sauce geben und 5 bis 10 Minuten gar ziehen lassen, jedoch nicht kochen.

Den Käse grob reiben oder in feine Streifen schneiden. Den Fisch mit der Tomaten-Orangen-Sauce in eine feuerfeste Auflaufform geben und mit dem geriebenen Käse und Paprikapulver bestreuen. Im Ofen auf mittlerer Schiene überbacken, bis der Käse geschmolzen ist.

Inzwischen die Sesamkörner in einer Pfanne ohne Fettzugabe anrösten. Vor dem Servieren über das überbackene Fischfilet geben.

Eine Portion enthält:

647 Kilokalorien/2705 Kilojoule
49 g Eiweiß
15 g Fett
68 g Kohlenhydrate
319 mg Harnsäure
12 g Ballaststoffe

Tipps & Hinweise

Die gekörnte Gemüsebrühe wird in diesem Rezept als Salzersatz verwendet.

Als Beilage eignet sich hervorragend ein Vollkornrisotto, welches auch mit dem trocken angerösteten Sesamsamen gemischt werden kann.

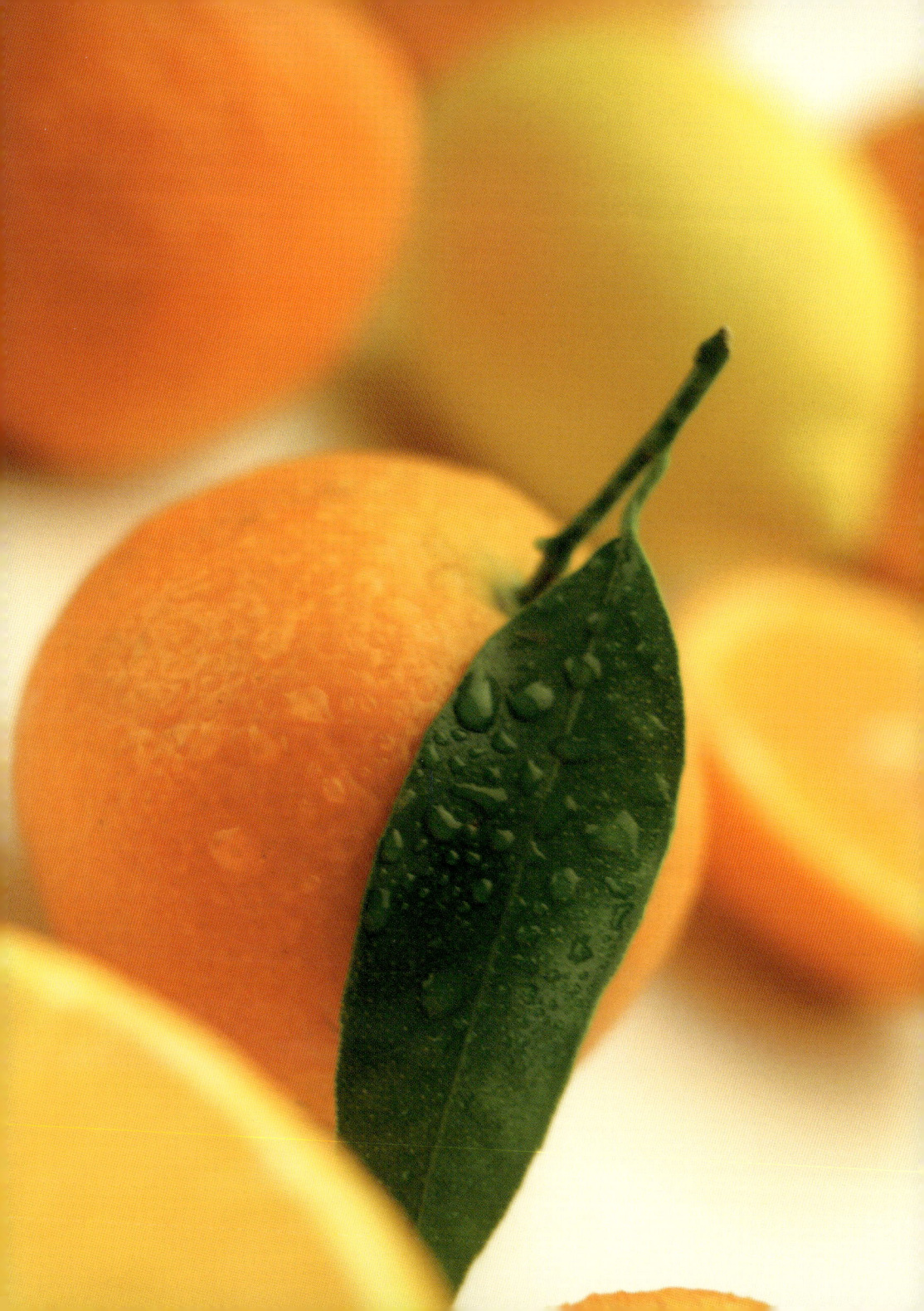

Lachs im Spinat

Zutaten für zwei Portionen	g
Lachsfilets	200
Zitronensaft	
fluoridiertes Jodsalz	
Blattspinat, frisch oder tiefgekühlt	400
2 TL Walnussöl	10 ml
2 kleine Zwiebeln	120
2 Knoblauchzehen	
2 Kartoffeln	160
2 Tomaten	120
geriebene Muskatnuss	
gemahlener Pfeffer	

Zubereitungszeit: 30 Minuten
Garzeit: max. 5 Minuten

Zubereitung

Den Lachs säubern, salzen und mit dem Zitronensaft beträufeln. Den Blattspinat waschen, gut abtropfen lassen und in grobe Stücke zerpflücken. Die Zwiebel und die Knoblauchzehe schälen und fein würfeln. Die Tomaten waschen, vom Stielansatz befreien und ebenfalls würfeln. Die Kartoffeln in Salzwasser bissfest garen, schälen und in kleine Stücke schneiden.

Das Öl in einer Pfanne erhitzen, den Lachs in Stücke zerteilen beidseitig kurz andünsten. Danach warm stellen.

In der Pfanne mit dem restlichen Bratfett nun die Zwiebeln und Knoblauchwürfel leicht andünsten. Dann die Tomaten dazugeben. Anschließend die vorgekochten Kartoffelwürfel beifügen und zum Schluss den Spinat zufügen. Unter ständigem vorsichtigem Wenden einige Minuten dünsten, so dass der Spinat noch bissfest ist.

Die Spinatpfanne würzen und mit den Lachsstücken in zwei tiefen Tellern anrichten.

Eine Portion enthält:

401 Kilokalorien/1676 Kilojoule
29 g Eiweiß
20 g Fett
20 g Kohlenhydrate
293 mg Harnsäure
9 g Ballaststoffe

Tipps & Hinweise

Sie können auch tiefgefrorenen Lachs verwenden. Eine besondere Note erhalten Sie, wenn Sie statt Zitronensaft Limettensaft verwenden.

Eine Delikatesse bereiten Sie zu, wenn Sie feine Streifchen von ungespritzter Limettenschale zum Lachs geben.

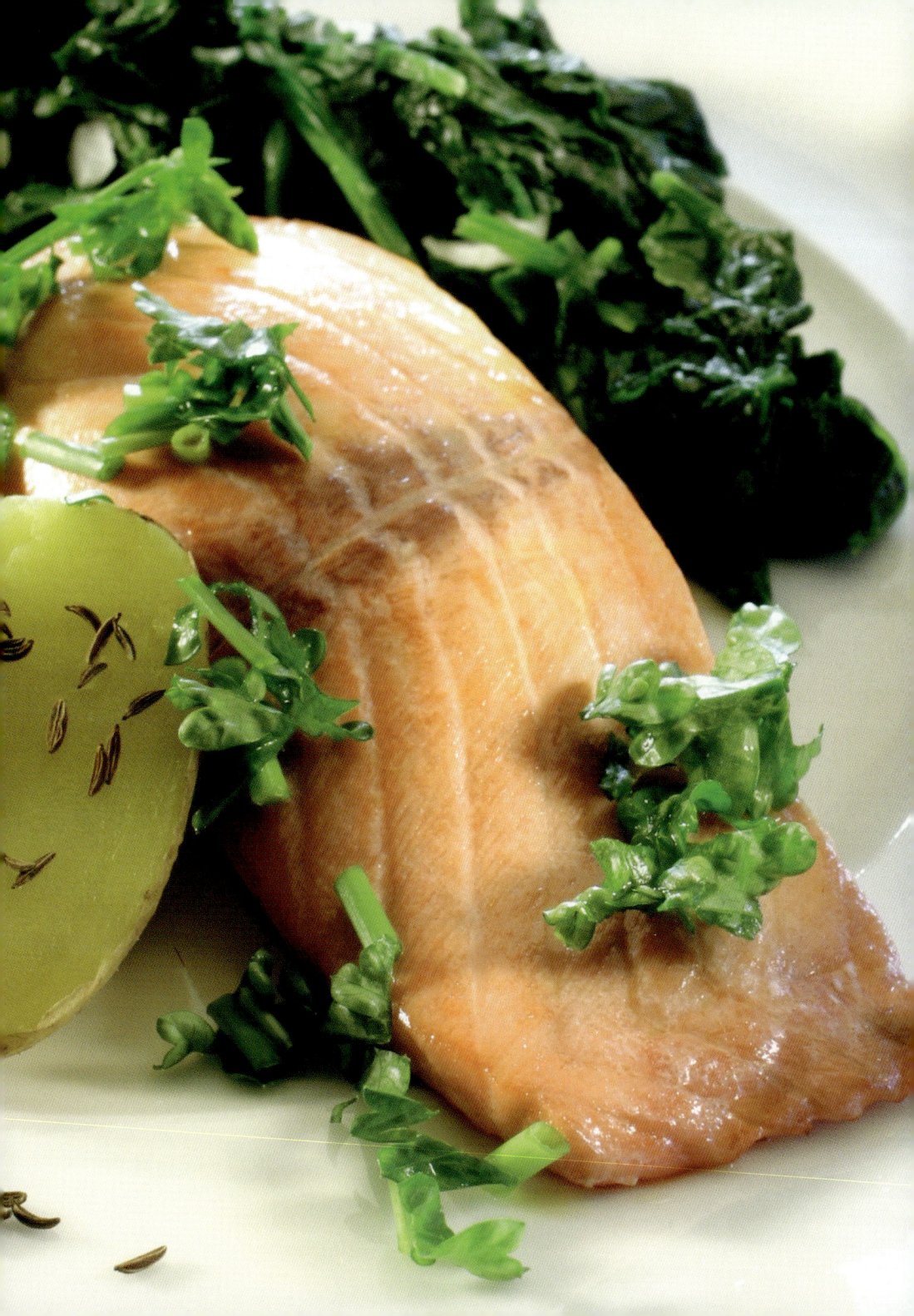

Schollenfilet mit Champignons

Zubereitung

Das Fischfilet mit dem Zitronensaft, etwas Salz und Pfeffer einreiben und ziehen lassen. Die Möhren und Champignons waschen, putzen und klein- bzw. feinblättrig schneiden.

In einer beschichteten Pfanne die Butter erhitzen, die Möhren und den Zucker dazugeben und unter Rühren andünsten. Mit gekörnter Brühe und grob gemahlenem Pfeffer würzen. Die Fischfilets und die Champignons auf das Gemüsebett setzen und abgedeckt bei geringer Temperatur 4 bis 6 Minuten garen.

Nach Ende der Garzeit die Fischfilets herausnehmen und kurz warm stellen. Das Gemüse mit saurer Sahne und den gewaschenen, fein gehackten Kräutern verfeinern. Gegebenenfalls nochmals abschmecken.

Zutaten für zwei Portionen	g
2 Schollenfilets	260
Zitronensaft	
fluoridiertes Jodsalz	
3–4 Möhren	300
2 TL Zucker	10
2 TL Butter	10
Champignons	200
gekörnte Gemüsebrühe	
grob gemahlener Pfeffer	
2 EL saure Sahne	30
½ Bund Schnittlauch	
½ Bund glatte Petersilie	

Zubereitungszeit: 25 Minuten
Garzeit: 5 Minuten

Eine Portion enthält:

272 Kilokalorien/1137 Kilojoule

32 g Eiweiß

8 g Fett

15 g Kohlenhydrate

343 mg Harnsäure

8 g Ballaststoffe

Tipps & Hinweise

Schollenfilets sind preisgünstig auch als Tiefkühlware in vielen Geschäften erhältlich.

Fischfilet im Gemüsebett

Zutaten für zwei Portionen	g
Seefischfilets, z. B. Kabeljau	250
etwas Zitronensaft	
fluoridiertes Jodsalz	
2 kleine Stangen Lauch	200
3–4 Möhren	300
1/2 kleiner Kohlrabi	100
4 Champignons	40
2 TL Sojaöl	10 ml
Gemüsebrühe	250 ml
Knoblauch nach Geschmack	
frische Rosmarinnadeln	
grob gemahlener roter Pfeffer	

Zubereitungszeit: 20 Minuten
Garzeit: max. 4 Minuten

Zubereitung

Das Gemüse waschen, putzen und ggf. schälen. Anschließend in feine Stifte bzw. die Champignons in dünne Scheiben schneiden. Das Öl in einem Topf erhitzen und das Gemüse darin andünsten. Mit der Gemüsebrühe aufgießen und kräftig abschmecken.

Den gesäuberten Fisch salzen und mit Zitronensaft beträufeln. In mundgerechte Stücke zerteilen und 3 bis 4 Minuten auf dem leicht köchelnden Gemüsebett garen.

Den zerpflückten Rosmarin über zwei Teller streuen, den Fisch im Gemüsebett darauf anrichten und mit grob gemahlenem, rotem Pfeffer bestreuen.

Eine Portion enthält:

248 Kilokalorien/1037 Kilojoule

30 g Eiweiß

6 g Fett

14 g Kohlenhydrate

206 mg Harnsäure

10 g Ballaststoffe

Tipps & Hinweise

Falls Sie ein wenig Weißwein zufügen möchten, sollten Sie beachten, dass Alkohol die Ausscheidung von Harnsäure hemmt. Alkohol „verfliegt" jedoch, wenn er in den Speisen einige Minuten mitkocht. Fügen Sie nach Geschmack 1 bis 2 EL Weißwein der Gemüsebrühe zu.

Puten-Gemüse-pfanne „Shanghai"

Zutaten für zwei Portionen	g
Putenschnitzel	200
1 Knoblauchzehe	
2 TL Sojaöl	10 ml
1 EL Stärke	10
2 EL Sojasauce	10 ml
6 EL Naturreis	100
gekörnte Gemüsebrühe	
2 kleine Frühlingszwiebeln	80
1 Möhre	150
2 kleine Stangen Lauch	200
1 rote Paprikaschote	160
1 grüne Paprikaschote	160
1 gelbe Paprikaschote	160
Ingwer	
Curry	
Paprika	
Kurkuma	
Cayennepfeffer	
2 Sträußchen Petersilie	

Zubereitungszeit: 25 Minuten
Marinierzeit: 30 Minuten
Garzeit: 45 Minuten

Zubereitung

Das Putenschnitzel in dünne Streifen schneiden. Den Knoblauch schälen und durch eine Presse drücken. Das Sojaöl mit der Stärke und der Sojasoße glatt rühren und die Putenstreifen und den Knoblauch mit der Marinade vermischen. Das Fleisch etwa 30 Minuten ziehen lassen.

Den Reis 30 bis 45 Minuten in der Gemüsebrühe garen. Inzwischen das Gemüse waschen, putzen, ggf. schälen und in feine Streifen schneiden. Die Petersilie waschen, trockenschwenken und fein hacken.

Eine beschichte Pfanne ohne Fettzugabe erhitzen und die gut abgetropften Putenstreifen darin kurz scharf anbraten, herausnehmen und warm stellen. In dem verbleibenden Bratfett die klein geschnittenen Gemüsestreifen andünsten, mit der Sojasauce aufgießen und mit den Gewürzen abschmecken.

Den gegarten Naturreis zusammen mit den Putenstreifen unter das Gemüse heben und mit der Petersilie bestreut servieren.

Eine Portion enthält:

496 Kilokalorien/1998 Kilojoule

36 g Eiweiß

9 g Fett

60 g Kohlenhydrate

304 mg Harnsäure

14 g Ballaststoffe

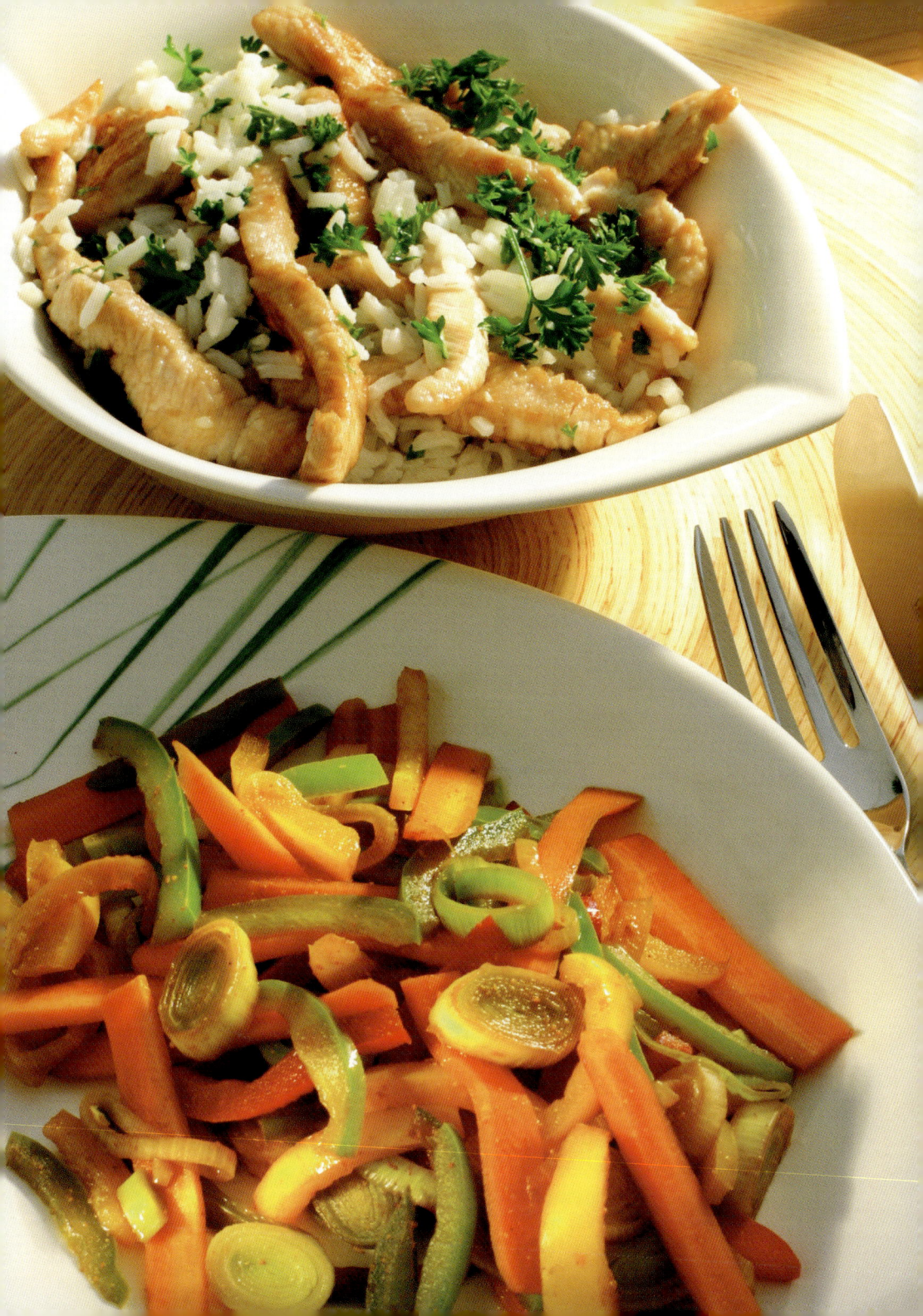

Hackbraten

Zubereitung

Die Zwiebeln und die Knoblauchzehe schälen und fein würfeln. Die Kräuter waschen und fein hacken. Das Hackfleisch mit dem Quark, den Zwiebeln und Knoblauch sowie den Gewürzen und Kräutern gut vermischen.

Zutaten für vier Portionen	g
gemischtes Hackfleisch	400
2 Zwiebeln	120
1 Knoblauchzehe	
fluoridiertes Jodsalz	
grob gemahlener bunter Pfeffer	
Speisequark, 20 % Fett	250
Majoran	
Liebstöckel	
½ Bund Schnittlauch	
½ Bund Petersilie	
2 Möhren	150
½ Kohlrabi	100
1 große Stange Lauch	150
4 EL Haferflocken	40

Zubereitungszeit: 25 Minuten
Garzeit: 45 Minuten

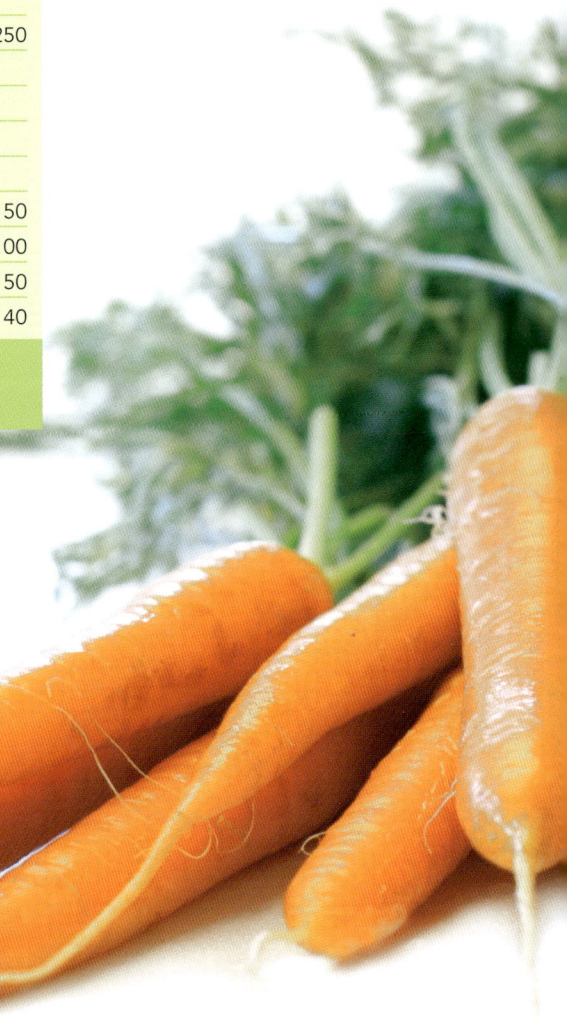

Das Gemüse waschen, putzen, ggf. schälen und mit Ausnahme des Lauchs fein hobeln. Zusammen mit den Haferflocken zum Hackfleischteig geben. Die Mischung gut durchkneten.

Eine Kastenform mit Backpapier auslegen. Den Backofen auf 200 °C (Gas Stufe 3–4, Umluft 180 °C) vorheizen. Die Form mit einer dünnen Lage Hackfleischteig auslegen, die gesäuberte Lauchstange darauf legen und mit der restlichen Hackfleischmischung bedecken. Im Backofen bei 200 °C in etwa 40 bis 45 Minuten backen.

Eine Portion enthält:

467 Kilokalorien/1952 Kilojoule

30 g Eiweiß

28 g Fett

16 g Kohlenhydrate

175 mg Harnsäure

5 g Ballaststoffe

Tipps & Hinweise

Alternativ können Sie auch geriebenen Parmesankäse, Mozzarellawürfel, Schafskäse oder vorgegarte Getreidekörner unter den Teig mischen.

Schnittlauch lässt sich ganz einfach mit einer Küchenschere in schmale Röllchen schneiden.

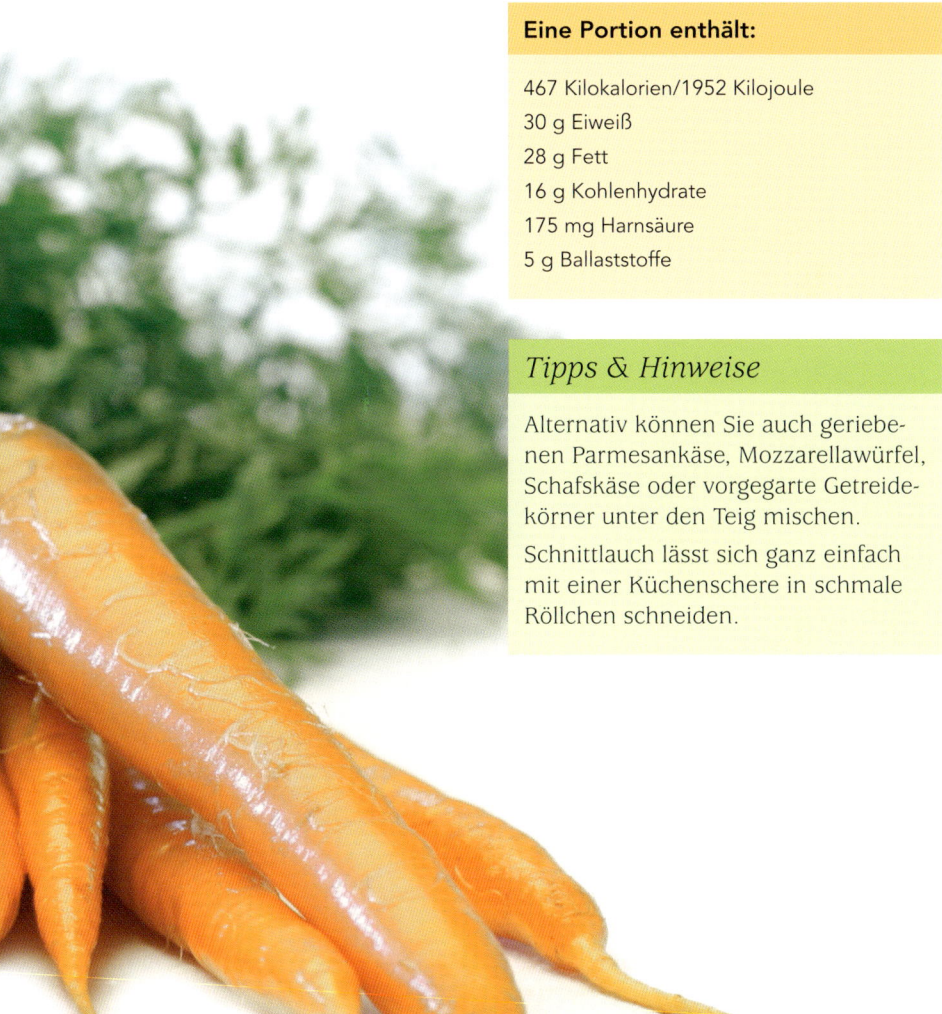

Zigeunergulasch

Zubereitung

Die Zwiebeln und die Knoblauchzehe schälen und fein würfeln. Das Gemüse waschen, putzen und in kleine Stücke schneiden. Das Rinderfilet in feine Streifen schneiden. Das Öl in einer Pfanne erhitzen und die Fleischstreifen darin scharf anbraten.

Die Zwiebel- und Knoblauchwürfel sowie das Tomatenmark zum Fleisch geben und nochmals kräftig anbraten. Mit dem Tomatensaft ablöschen und das Gemüse sowie die kleingeschnittene Peperoni hinzugeben. Mit den Gewürzen kräftig abschmecken und abgedeckt auf kleiner Flamme etwa 5 Minuten köcheln lassen. Wenn nötig, noch etwas Gemüsebrühe angießen.

Zutaten für zwei Portionen	g
Rinderfilet	160
2 TL Sonnenblumenöl	10 ml
2 rote Paprikaschoten	320
2 gelbe Paprikaschoten	320
2 Zwiebeln	160
2 Knoblauchzehen	
2 Fleischtomaten	300
2 kleine eingelegte Peperoni	
2 EL Tomatenmark	40
1 Tasse Tomatensaft	125
fluoridiertes Jodsalz	
Cayennepfeffer, Paprika, Pfeffer	
Zubereitungszeit: 25 Minuten	

Eine Portion enthält:

338 Kilokalorien/1413 Kilojoule

25 g Eiweiß

11 g Fett

29 g Kohlenhydrate

218 mg Harnsäure

14 g Ballaststoffe

Tipps & Hinweise

Dazu passen Tomatenreis (Rezept Seite 72) oder Pellkartoffeln und ein frischer grüner Blattsalat.

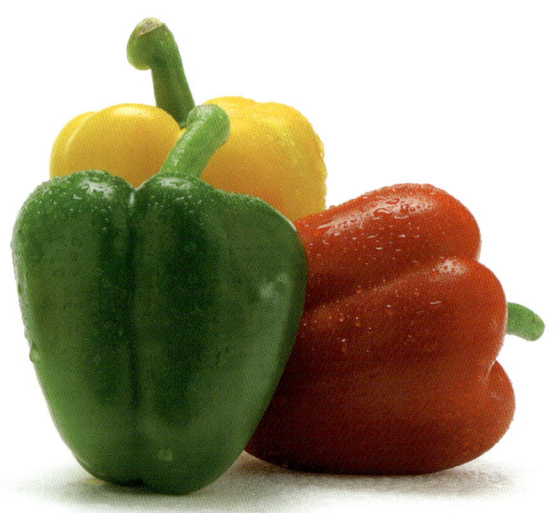

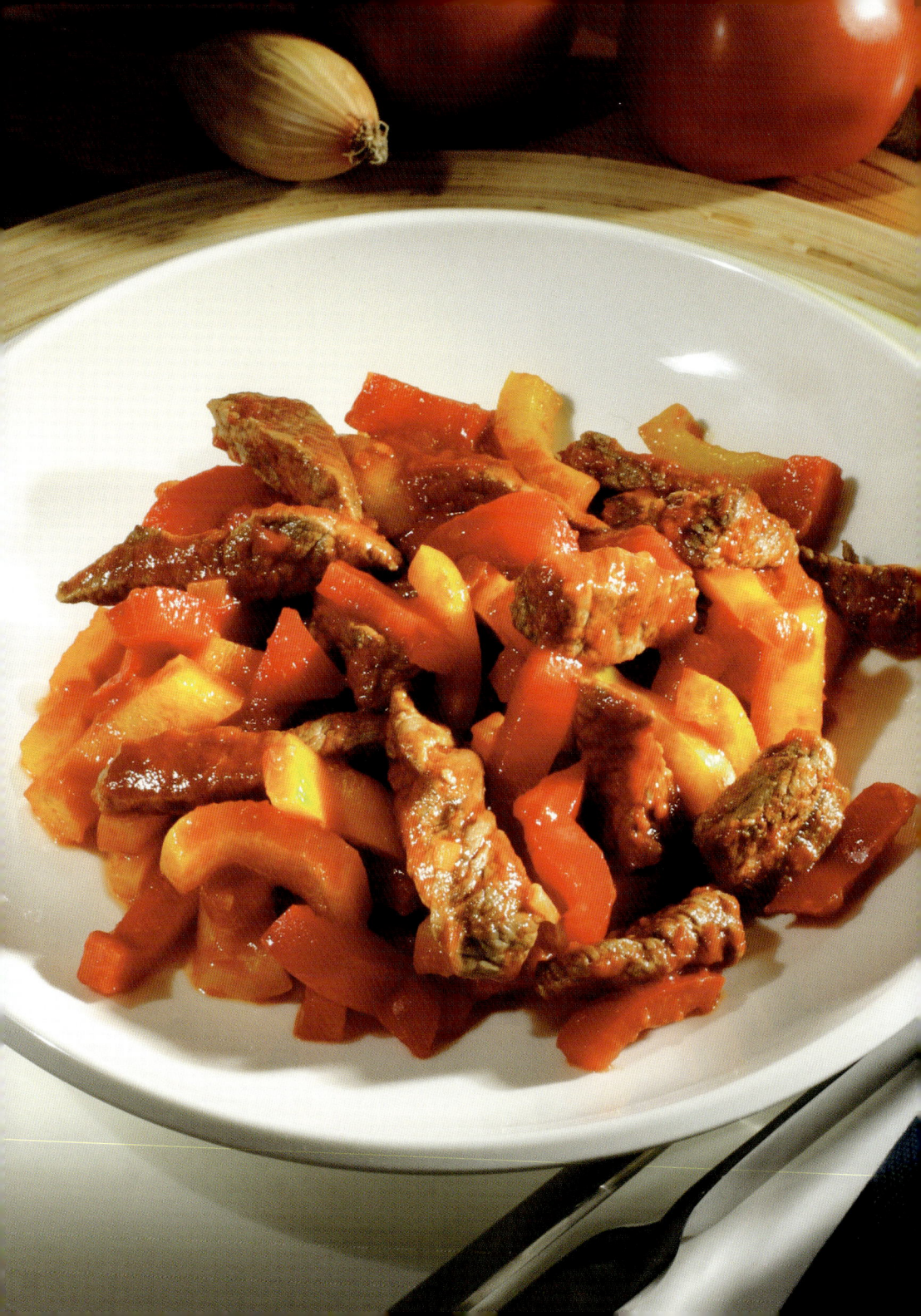

Gemüsespaghetti

Zubereitung

Die Zwiebel und die Knoblauchzehe abziehen und würfeln. Die Tomate waschen, halbieren, die Stielansätze entfernen und in kleine Würfel schneiden.

Einen großen Topf mit Wasser zum Kochen bringen und die Spaghetti bissfest garen.

Inzwischen den Broccoli in wenig Gemüsebrühe kurz blanchieren. Das Olivenöl erhitzen und die Zwiebel- und Knoblauchwürfel darin andünsten. Die Tomatenwürfel dazugeben und etwa 5 Minuten mitdünsten. Das Tomatenmark hinzufügen und gut verrühren. Die Broccoliröschen dazugeben, mit der Gemüsebrühe aufgießen und mit wenig Salz, Pfeffer und Cayennepfeffer abschmecken. Für etwa 5 Minuten köcheln lassen, so dass der Broccoli noch Biss hat.

Die gegarten Spaghetti in ein Sieb schütten und abtropfen lassen. Dann in tiefen Tellern anrichten und mit der Sauce überziehen. Den Mais, die gewaschenen und fein gehackten Salbei- und Basilikumblätter sowie den geriebenen Parmesan darüber streuen.

Zutaten für zwei Portionen	g
1 Zwiebel	ca. 80
1 kleine Knoblauchzehe	
2 Tomaten	160
Spaghetti (ohne Ei)	200
Broccoli	200
Gemüsebrühe	250 ml
2 TL Olivenöl	10 ml
2 TL Tomatenmark	10
fluoridiertes Jodsalz	
grob gemahlener Pfeffer	
Cayennepfeffer	
4 EL Mais, aus der Dose oder tiefgekühlt	100
frische Basilikumblätter	
frische Salbeiblätter	
2 TL Parmesankäse	10

Zubereitungszeit: 20 Minuten
Kochzeit: ca. 20 Minuten

Eine Portion enthält:

535 Kilokalorien/2236 Kilojoule

19 g Eiweiß

8 g Fett

90 g Kohlenhydrate

182 mg Harnsäure

12 g Ballaststoffe

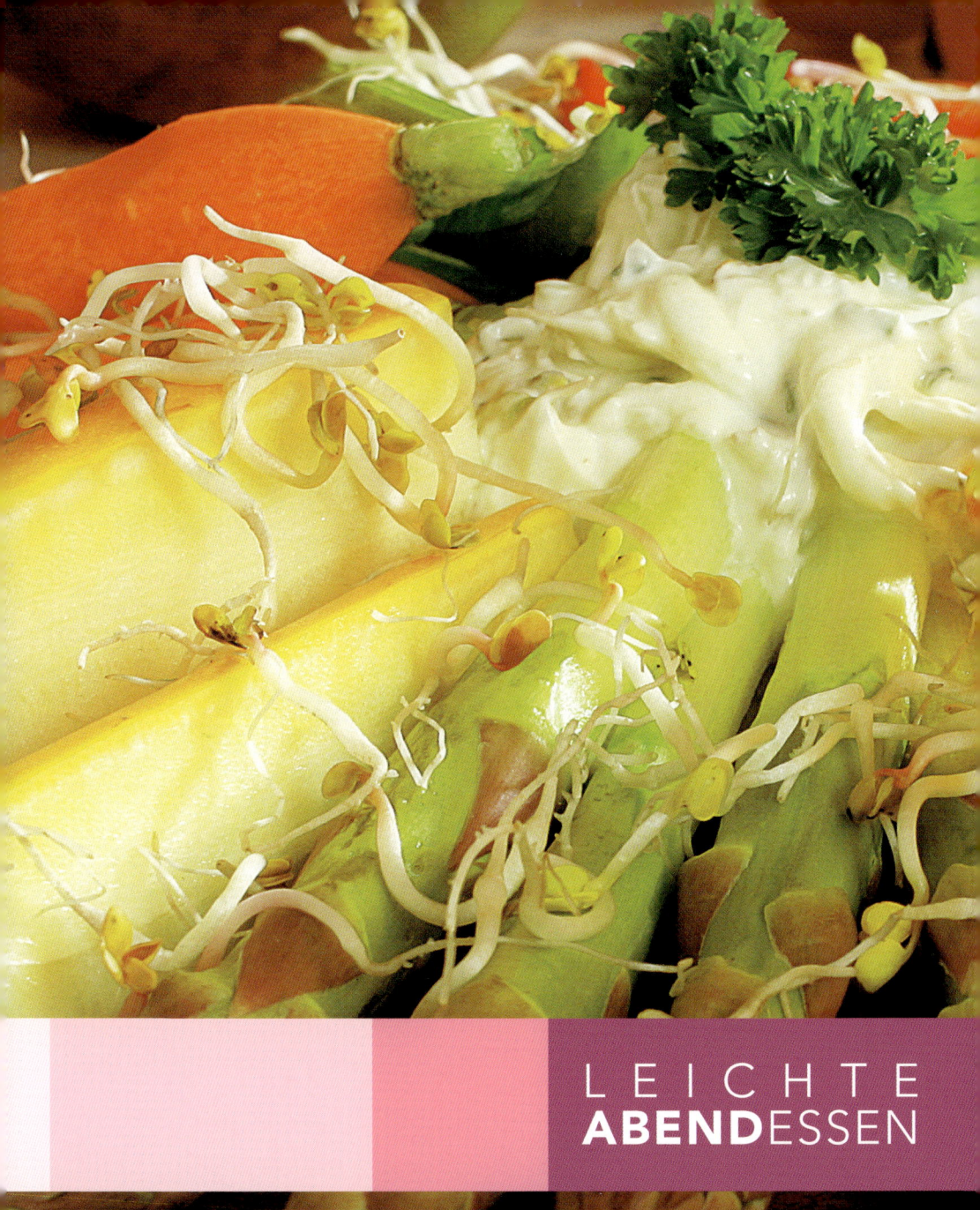

LEICHTE ABENDESSEN

Wenn Sie mittags fleischlos gegessen haben, dürfen Sie abends auch ein bis zwei Scheiben Wurst essen. Besser ist aber die kreative Küche mit selbst zubereiteten Aufstrichen und Cremes, die auch als Dip für Gemüse oder Pellkartoffeln Geschmack und Abwechslung bringen. Zum getoasteten Vollkornbrot oder -brötchen passt zudem bestens ein knackiger, frischer Salat, ein Rohkostteller oder ein Gazpacho. Die enthaltenen Ballaststoffe sorgen für eine angenehme und lang anhaltende Sättigung.

Chicoréesalat „Malteser Art"

Zutaten für zwei Portionen	g
Für den Salat:	
Chicorée	200
2 Orangen	300
1 Zwiebel	60
Schafskäse	ca. 60
4 schwarze Oliven	12
Für das Dressing:	
2 TL Olivenöl	10 ml
2 TL Zitronensaft	10 ml
fluoridiertes Jodsalz	
Pfeffer	
flüssiger Süßstoff	
½ Bund Schnittlauch	
Zubereitungszeit: 20 Minuten	

Zubereitung

Den Chicorée putzen, waschen und in schmale Streifen schneiden. Die Orange schälen und in kleine Stücke schneiden. Die Zwiebel schälen und fein würfeln. Den Schafskäse und die entkernten Oliven in feine Würfel schneiden. Alles miteinander vermengen.

Aus dem Öl, dem Zitronensaft, wenig Salz und Pfeffer ein Dressing herstellen. Nach Belieben mit flüssigem Süßstoff süßen.

Das Dressing über den Salat geben, alles gut miteinander vermengen. Den gewaschenen und fein geschnittenen Schnittlauch darüber streuen und servieren.

Eine Portion enthält:

233 Kilokalorien/974 Kilojoule
8 g Eiweiß
13 g Fett
18 g Kohlenhydrate
60 mg Harnsäure
5 g Ballaststoffe

Lauch-Apfel-Salat

Zutaten für zwei Portionen	g
1 Stange Lauch	
2 Äpfel	200
2 EL Zitronensaft	20 ml
Für das Dressing:	
1 Becher Naturjoghurt 1,5 % Fett	150
fluoridiertes Jodsalz	
gemahlener Pfeffer	
flüssiger Süßstoff nach Belieben	
2 Zweige frischer Dill	
Zubereitungszeit: 20 Minuten	

Zubereitung

Den Lauch putzen, waschen und in schmale Ringe schneiden. Den Apfel waschen, halbieren, das Kerngehäuse entfernen und in kleine Würfel schneiden. Sofort mit dem Zitronensaft beträufeln.

Aus Joghurt, Salz, Pfeffer und Süßstoff ein Dressing zubereiten und mit den Lauch- und Apfelstücken vermischen. Den Dill waschen, fein hacken und den Salat damit bestreuen.

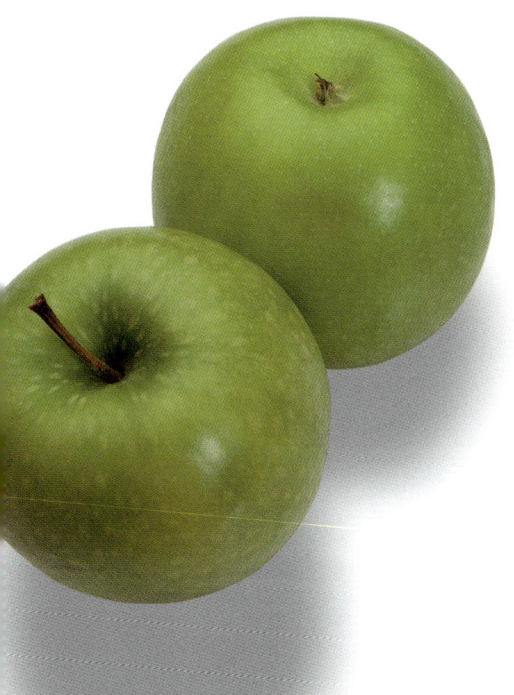

Eine Portion enthält:

124 Kilokalorien/518 Kilojoule
6 g Eiweiß
2 g Fett
19 g Kohlenhydrate
84 mg Harnsäure
5 g Ballaststoffe

Griechischer Salat

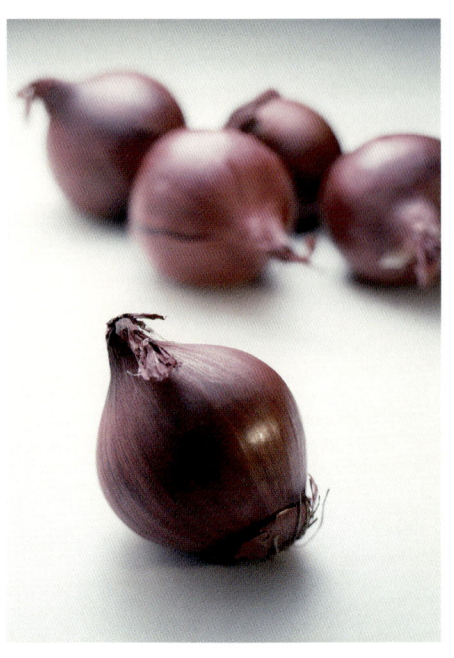

Zutaten für zwei Portionen	g
Für den Salat:	
4 Tomaten	ca. 320
1 kleine Salatgurke	ca. 300
1 rote Paprikaschote	160
2 Sträußchen Petersilie	
Schafskäse, 45 % Fett i. Tr.	100
1 kleine blaue Zwiebel	60
Für das Dressing:	
1 Knoblauchzehe	
2 TL Olivenöl	10 ml
Balsamicoessig	
fluoridiertes Jodsalz	
grob gemahlener Pfeffer	
Oregano	
Thymian	
Zubereitungszeit: 15 Minuten	

Eine Portion enthält:

238 Kilokalorien/953 Kilojoule

12 g Eiweiß

15 g Fett

12 g Kohlenhydrate

60 mg Harnsäure

7 g Ballaststoffe

Zubereitung

Die Tomaten waschen, den Stielansatz entfernen und in Stücke schneiden. Die Gurke und die Paprika waschen, putzen und in Stücke bzw. Streifen schneiden. Die Zwiebel schälen und in feine Streifen schneiden sowie die Petersilie waschen, trockenschwenken und grob hacken. Den Schafskäse in Stücke schneiden.

Aus den restlichen Zutaten ein Dressing herstellen. In einer großen Schüssel alle Zutaten gut miteinander vermengen.

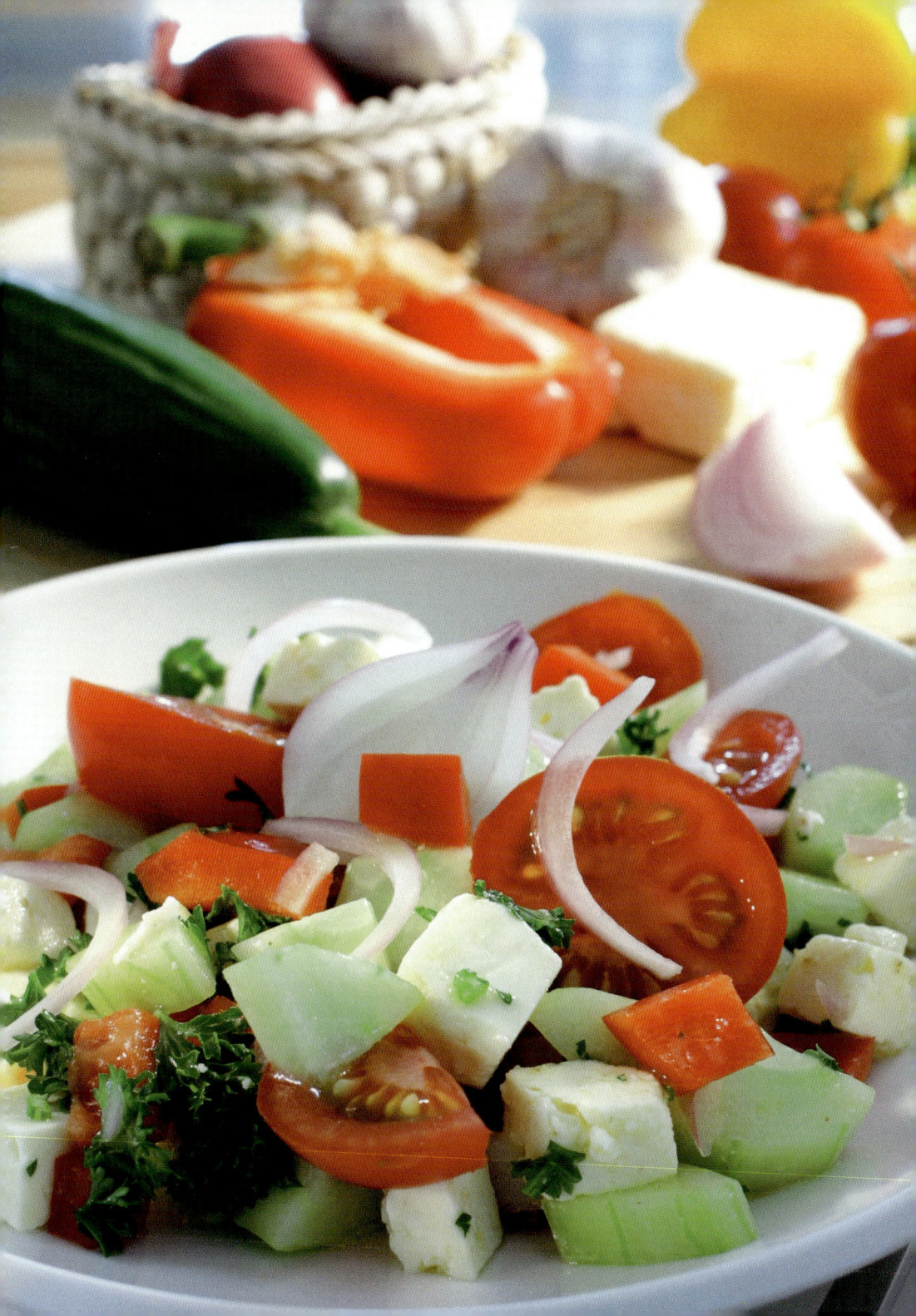

Möhren-Weißkohl-Frischkost

Zutaten für zwei Portionen	g
1 Becher Naturjoghurt, 1,5 % Fett	150
Essig	
Pfeffer	
fluoridiertes Jodsalz	
½ kleiner Weißkohl	140
2 Möhren	160
etwas frischer Kerbel	

Zubereitungszeit: 15 Minuten
Ruhezeit: 15 Minuten

Zubereitung

Den Joghurt mit etwas Essig, Pfeffer und Salz zu einem Dressing verrühren.

Den Weißkohl waschen, sehr fein hobeln und mit wenig Salz verkneten. Dann etwa 15 Minuten ziehen lassen.

Die Möhre unterdessen waschen, schälen und grob raspeln. Die Möhrenraspel und den Weißkohl unter das Dressing mischen und mit den Kerbelblättchen garnieren.

Eine Portion enthält:

73 Kilokalorien/305 Kilojoule
4 g Eiweiß
1 g Fett
10 g Kohlenhydrate
26 mg Harnsäure
5 g Ballaststoffe

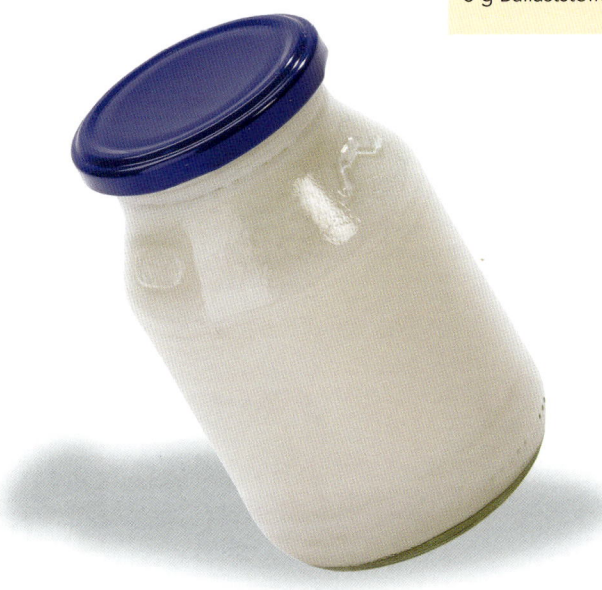

Bunter Hähnchensalat

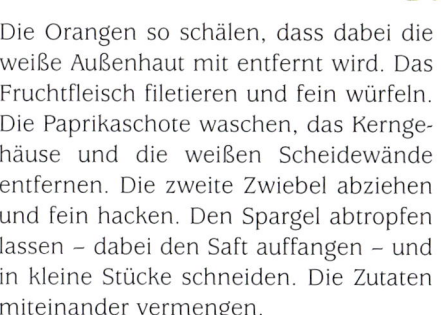

Zutaten für zwei Portionen (g)

Für den Salat:

Zutat	g
2 Hähnchenkeulen (mit Knochen und Haut)	300
2 Zwiebeln	120
1 Lorbeerblatt	
2 Wacholderbeeren	
2 Orangen	300
1 rote Paprikaschote	160
3 EL Spargelstücke aus der Dose	80

Für die Marinade:

Spargelsaft	100 ml
2 TL Essig	
Curry	
1 Becher Naturjoghurt	150
fluoridiertes Jodsalz	
Pfeffer	
Worchestersauce	
½ Bund Schnittlauch	

Zubereitungszeit: 35 Minuten
Kochzeit: 30 Minuten
Marinierzeit: 1 Stunde

Zubereitung

Einen Topf mit Wasser zum Kochen bringen. Eine abgezogene Zwiebel mit dem Lorbeerblatt und den Wacholderbeeren dazugeben. Die Hähnchenkeulen in das kochende Wasser geben und in etwa 30 Minuten garen.

Die Orangen so schälen, dass dabei die weiße Außenhaut mit entfernt wird. Das Fruchtfleisch filetieren und fein würfeln. Die Paprikaschote waschen, das Kerngehäuse und die weißen Scheidewände entfernen. Die zweite Zwiebel abziehen und fein hacken. Den Spargel abtropfen lassen – dabei den Saft auffangen – und in kleine Stücke schneiden. Die Zutaten miteinander vermengen.

Die Hähnchenkeulen nach Ende der Garzeit aus dem Topf nehmen, die Haut abziehen, das Fleisch von den Knochen lösen und in Würfel schneiden.

Den Spargelsaft mit Essig, Curry und Joghurt verrühren. Mit wenig Salz, reichlich Pfeffer und Worchestersauce abschmecken. Die Marinade mit den Salatzutaten vermengen und den Salat etwa eine Stunde ziehen lassen. Vor dem Servieren mit Schnittlauch bestreuen.

Eine Portion enthält:

336 Kilokalorien/1405 Kilojoule
30 g Eiweiß
11 g Fett
26 g Kohlenhydrate
210 mg Harnsäure
8 g Ballaststoffe

Herbstsalat

Zutaten für zwei Portionen	g
2 TL Walnussöl	10 ml
2 TL Essig	10 ml
fluoridiertes Jodsalz	
gemahlener Pfeffer	
1 Zwiebel	60
1 Knoblauchzehe	
Feldsalat	100
2 Tomaten	120
2 EL Schnittlauchröllchen	10

Zubereitungszeit: 15 Minuten

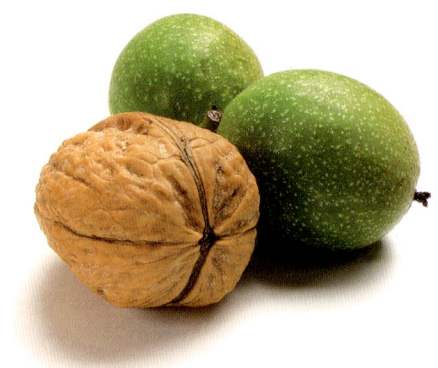

Zubereitung

Mit dem Schneebesen aus Öl, Essig, Pfeffer und wenig Salz ein Dressing herstellen. Die Zwiebel und die Knoblauchzehe schälen, fein hacken und unter das Dressing mischen.

Den Salat putzen, waschen und trockenschleudern. Die Tomaten waschen, halbieren, den Stielansatz entfernen und das Fruchtfleisch würfeln.

Den Feldsalat mit den Tomatenwürfeln unter das Dressing mischen, auf einem Teller anrichten und mit den Schnittlauchröllchen bestreuen.

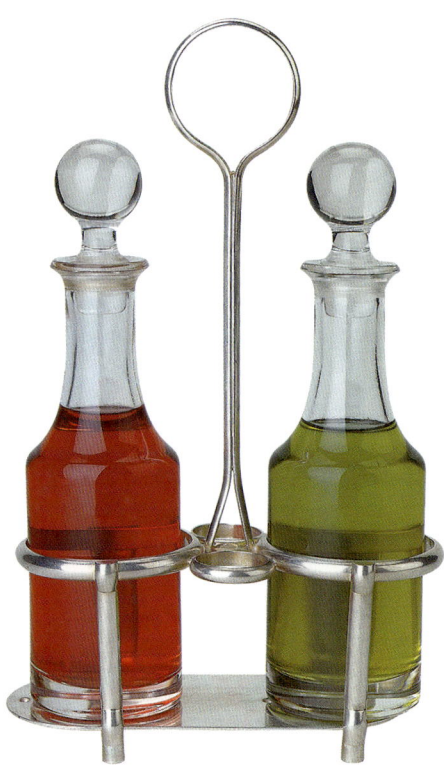

Eine Portion enthält:

71 Kilokalorien/297 Kilojoule

2 g Eiweiß

5 g Fett

4 g Kohlenhydrate

24 mg Harnsäure

2 g Ballaststoffe

Großer Rohkostteller

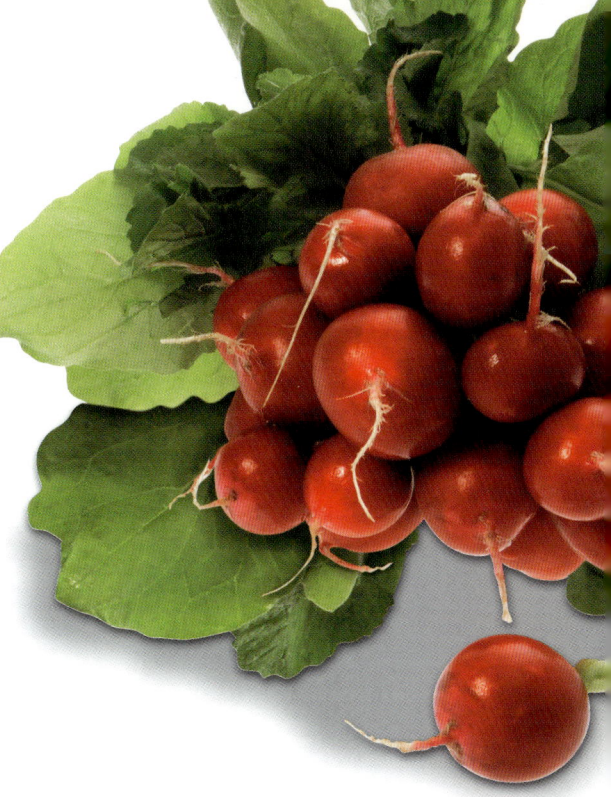

Zutaten für zwei Portionen	g
Für den Salat:	
Blattsalate, z. B. Lollo Rosso, Radiccio, Feldsalat	150
8 Blätter Chicorée	100
2 Frühlingszwiebeln	40
10 Radieschen	80
2 Tomaten	120
1 Zwiebel	60
½ Salatgurke	200
Für das Dressing:	
2 EL Olivenöl	30 ml
2 EL Himbeeressig	30 ml
2 TL Senf	10
gemahlener Pfeffer	
1 TL Zucker oder einige Spritzer Süßstoff	
fluoridiertes Jodsalz	
Kerbelblättchen	

Zubereitungszeit: 20 Minuten

Zubereitung

Die Salatzutaten putzen, waschen und ggf. schälen. Die Zwiebeln fein würfeln, alles andere in mundgerechte Stück teilen.

Für das Dressing die Zutaten mit einem Schneebesen verquirlen und kräftig abschmecken. Nach Belieben etwas Wasser zufügen.

Die Salatzutaten mit dem Dressing in einer großen Schüssel mischen. Die fertige Rohkost auf zwei großen Tellern anrichten und mit Kerbelblättchen garniert servieren.

Eine Portion enthält:

232 Kilokalorien/970 Kilojoule

5 g Eiweiß

16 g Fett

15 g Kohlenhydrate

62 mg Harnsäure

7 g Ballaststoffe

Marinierter Mozzarella mit Tomaten

Zutaten für zwei Portionen	g
1 Kugel Mozzarella	130
1 rote Zwiebel	60
1 weiße Zwiebel	60
1 Knoblauchzehe	
je einige Zweige Basilikum, Oregano, Thymian, Majoran, Petersilie, Schnittlauch	
2 EL Olivenöl	30 ml
4 EL Balsamicoessig	30 ml
Zitronensaft	
Süßstoff nach Belieben	
fluoridiertes Jodsalz	
gemahlener Pfeffer	
2 große Fleischtomaten	300

Zubereitungszeit: 20 Minuten
Marinierzeit: 4 Stunden

Zubereitung

Den Mozzarella in dünne Scheiben schneiden. Die Zwiebel und den Knoblauch schälen und fein würfeln. Die Kräuter waschen, trockenschwenken und ebenfalls fein hacken. Einige Basilikumblättchen beiseite legen.

Das Olivenöl, den Balsamicoessig, etwas Zitronensaft, wenig Salz, Pfeffer sowie die Kräuter und die Zwiebel- und Knoblauchwürfel miteinander vermengen. Mit einigen Spritzern Süßstoff abschmecken und über die Mozzarellascheiben gießen. Abgedeckt bei Zimmertemperatur vier Stunden ziehen lassen.

Vor dem Servieren die Tomate waschen, halbieren, den Stielansatz herausschneiden und in Scheiben schneiden. Tomatenscheiben zusammen mit dem Mozzarella fächerartig anrichten und mit der Marinade übergießen. Mit Basilikumblättchen garniert servieren.

Eine Portion enthält:

367 Kilokalorien/1534 Kilojoule

15 g Eiweiß

28 g Fett

9 g Kohlenhydrate

37 mg Harnsäure

5 g Ballaststoffe

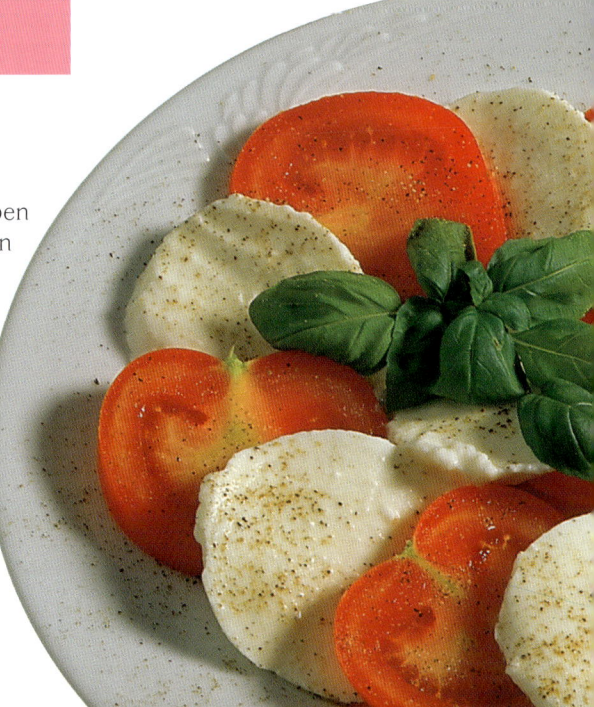

Gazpacho

Zutaten für zwei Portionen	g
6 Tomaten	360
½ Salatgurke	200
½ rote Paprikaschote	80
½ gelbe Paprikaschote	80
1 Zwiebel	60
2 Knoblauchzehen	
1 Bund Schnittlauch	
8 Sträußchen Petersilie	
Eiswasser	
2 TL Balsamicoessig	10 ml
2 TL kaltgepresstes Olivenöl	10 ml
Tabasco	
fluoridiertes Jodsalz	

Zubereitungszeit: 20 Minuten
Kühlzeit: 1–2 Stunden

Zubereitung

Das Gemüse sowie die Kräuter waschen, trockentupfen, putzen oder schälen und in kleine Stücke schneiden.

Zwei Drittel der Zutaten in einen Mixbecher geben und mit einem Pürierstab gründlich zerkleinern. Mit Eiswasser zur Suppe aufgießen, bis die gewünschte Konsistenz erreicht ist. Die Suppe mit dem Essig, dem Öl, dem Tabasco und wenig Salz kräftig würzen.

Die Suppe 1 bis 2 Stunden im Kühlschrank kaltstellen. Vor dem Servieren in Suppenteller füllen und mit dem übrigen Gemüse garnieren.

Eine Portion enthält:

113 Kilokalorien/442 Kilojoule

3 g Eiweiß

6 g Fett

10 g Kohlenhydrate

40 mg Harnsäure

6 g Ballaststoffe

Tipps & Hinweise

Dazu passen gut Knoblauchcroûtons oder getoastetes und gewürfeltes Vollkornbrot.

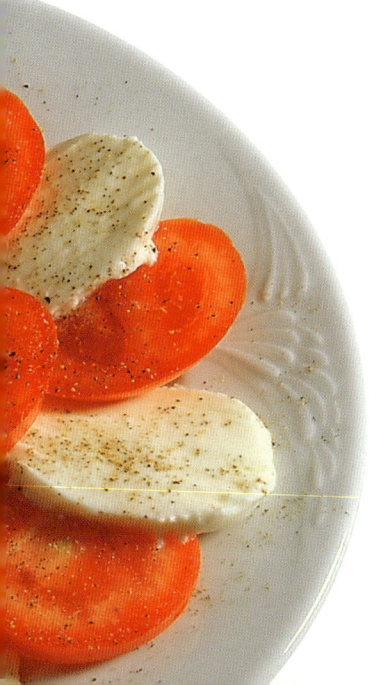

Fitnessburger

Zubereitung

Die Zwiebel und den Knoblauch schälen, fein hacken und in einem TL Öl andünsten.

Den Grünkernschrot dazugeben, kurz mitdünsten und mit der Gemüsebrühe ablöschen. Vom Herd nehmen und mit geschlossenem Deckel etwa 20 Minuten ausquellen lassen.
Den gequollenen Getreidebrei in eine Schüssel geben und auskühlen lassen.

Das Ei, den Käse und die Gewürze untermengen und mit angefeuchteten Händen zwei Bratlinge formen. Das restliche Öl erhitzen und die Bratlinge darin ausbacken.

Die Brötchen aufschneiden und mit dem Tomatenmark bestreichen. Salatblätter, Tomaten- und Gurkenscheiben darauf legen. Die fertigen Bratlinge mit Senf bestreichen und auf der belegten Brötchenhälte anrichten. Mit den Sprossen bestreuen und die zweiten Brötchenhälften auflegen. Sofort servieren.

Zutaten für zwei Portionen	g
1 Zwiebel	60
1 Knoblauchzehe	
2 EL Rapsöl	30 ml
10 EL Grünkernschrot	100
Gemüsebrühe	120 ml
1 kleines Ei	60
4 EL Parmesankäse	20
½ TL Majoran	
gemahlener Pfeffer	
fluoridiertes Jodsalz	
2 TL Weizenmehl, Typ 405	10
2 Vollkornbrötchen	120
2 TL Tomatenmark	10
2 Blätter Eisbergsalat	
2 Tomatenscheiben	ca. 20
2 dicke Gurkenscheiben	ca. 40
2 TL Senf, mittelscharf	10
2 TL Sprossen	30

Zubereitungszeit: 30 Minuten
Quellzeit: 20 Minuten

Eine Portion enthält:

556 Kilokalorien/2324 Kilojoule

20 g Eiweiß

26 g Fett

61 g Kohlenhydrate

128 mg Harnsäure

11 g Ballaststoffe

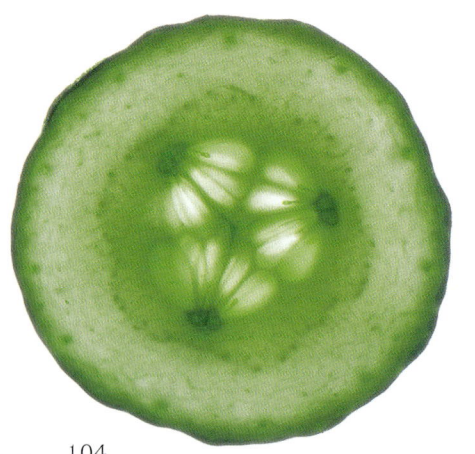

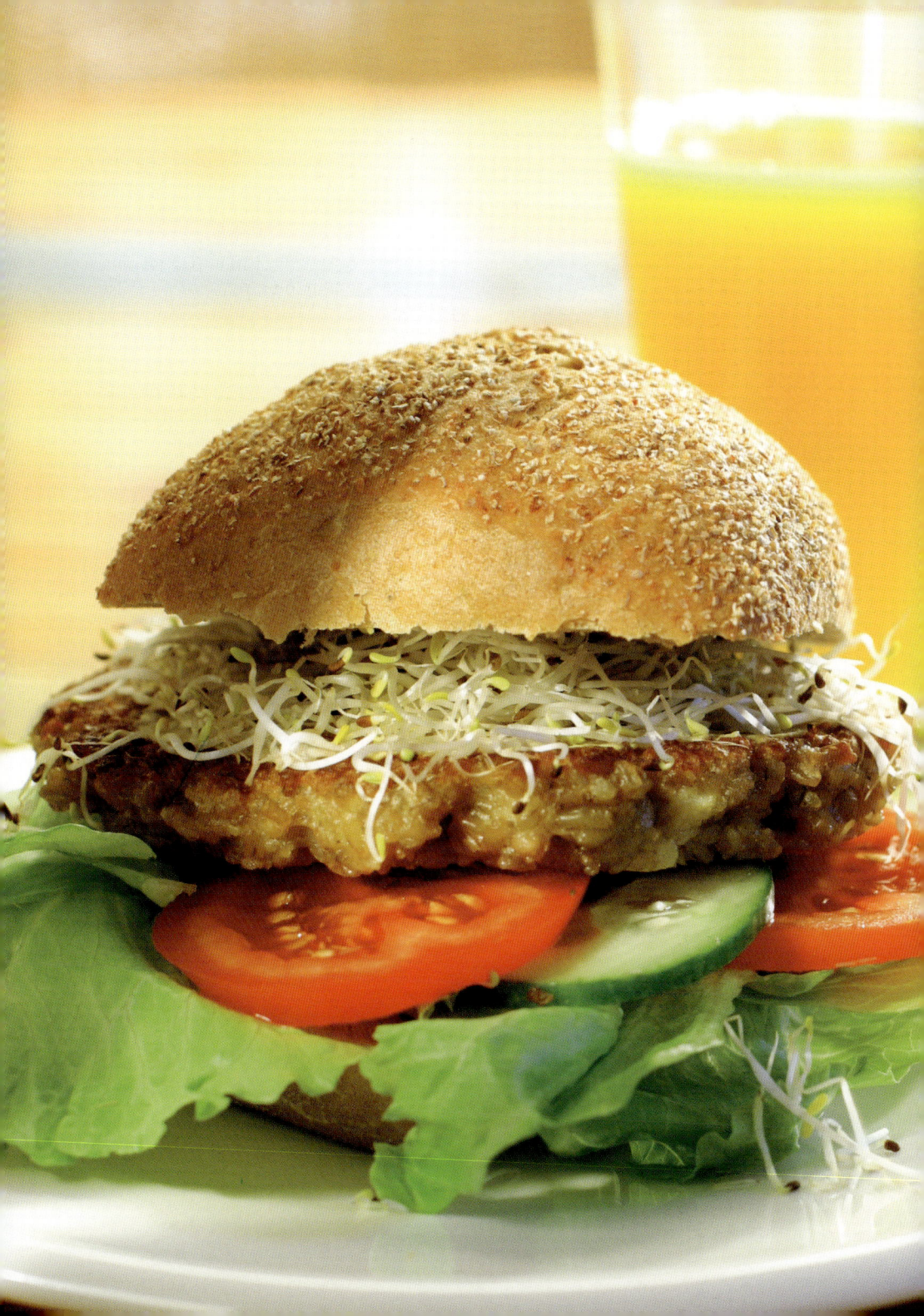

Eingelegte Joghurtkugeln „à la Kreta"

Harnsäurefreies Rezept

Zutaten für zwei Portionen	g
1 großer Becher Naturjoghurt, 1,5 % Fett	500
Olivenöl	125 ml
Sojaöl	125 ml
2 Knoblauchzehen	
5 bunte Pfefferkörner	
1 Bund frische Kräuter (Basilikum, Oregano, Thymian, Salbei, Rosmarin)	

Zubereitungszeit: 20 Minuten
Kühlzeit: 12 Stunden
Marinierzeit: 1 Woche

Zubereitung

Ein Küchensieb mit einem sauberen Geschirrtuch auslegen und in eine Schüssel hängen. Den Joghurt in das Sieb geben und mit den überlappenden Tuchecken bedecken. Den Joghurt nun etwa 12 Stunden im Kühlschrank abtropfen lassen.

Danach aus der Joghurtmasse mit einem Teelöffel kleine Kugeln ausstechen. Die Joghurtkugeln abwechselnd mit den halbierten Knoblauchstückchen, ganzen Pfefferkörnern und den gewaschenen, klein gezupften Kräutern in ein gut schließendes Gefäß, z. B. ein Einmachglas, schichten. Mit den Ölen auffüllen, so dass alle Zutaten gut bedeckt sind.

Die Joghurtkugeln müssen nun eine Woche im Kühlschrank durchziehen. Anschließend sollten sie gut abgetropft angerichtet werden.

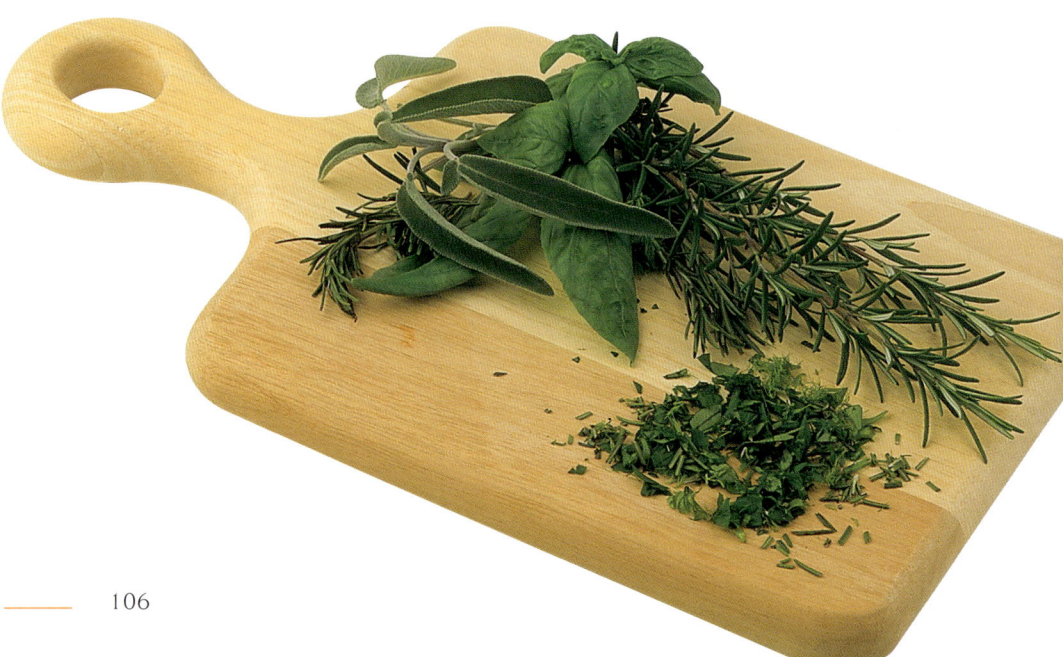

Dieses Rezept enthält:

486 Kilokalorien/2032 Kilojoule
17 g Eiweiß
32 g Fett
25 g Kohlenhydrate
0 mg Harnsäure
0 g Ballaststoffe

Tipps & Hinweise

Die Joghurtkugeln eignen sich sehr gut als kalte Vorspeise. Das abgetropfte Öl kann hervorragend als wohlschmeckendes Salatöl genutzt werden.

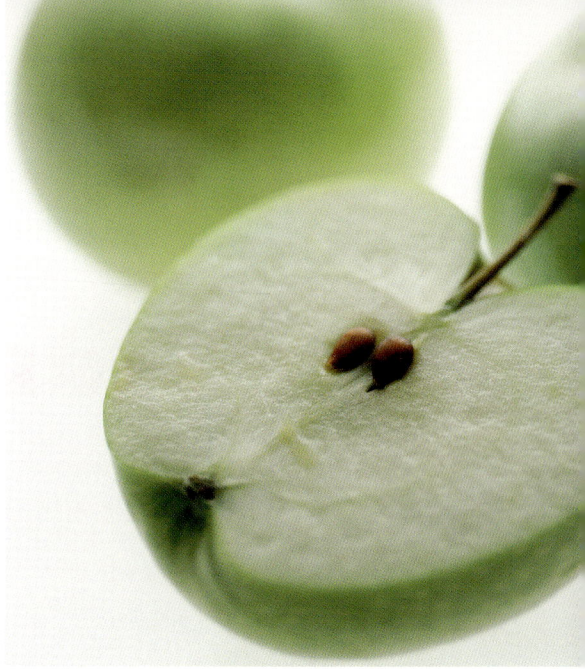

Pikante Apfel-Möhren-Paste

Zubereitung

Den Frischkäse mit einem Schneebesen cremig rühren. Den Apfel und die Möhre waschen, fein reiben und unter die Frischkäsemasse rühren.

Mit Senf, wenig Salz, Pfeffer, Zitronensaft und Cayennepfeffer abschmecken. Mit Schnittlauchröllchen bestreut servieren.

Zutaten für 6 Scheiben Brot	g
2 gehäufte EL Frischkäse, fettreduziert	60
½ Apfel	65
1 EL Zitronensaft	20
1 Möhre	75
1 TL mittelscharfer Senf	5
fluoridiertes Jodsalz	
Pfeffer	
Cayennepfeffer	
1 EL Schnittlauchröllchen	

Zubereitungszeit: 10 Minuten

Eine Portion enthält:

172 Kilokalorien/719 Kilojoule
9 g Eiweiß
8 g Fett
13 g Kohlenhydrate
24 mg Harnsäure
4 g Ballaststoffe

Kresse-Meerrettich-Aufstrich

Zutaten für 6 Scheiben Brot	g
2 gehäufte EL Frischkäse, fettreduziert	60
2 EL fein geschnittene Kresse	30
2 TL frisch geriebener Meerrettich	20
¼ Apfel	30
1 TL Zitronensaft	5
Rettich	30
fluoridiertes Jodsalz	
Pfeffer	
2 Kirschtomaten	

Zubereitungszeit: 10 Minuten

Zubereitung

Den Frischkäse mit der Kresse, dem Meerrettich, wenig Salz und Pfeffer verrühren.

Den Apfel waschen und fein reiben, mit Zitronensaft beträufeln und unter die Käsemasse rühren. Den Rettich waschen, schälen und ebenfalls fein reiben und unter die Käsemasse mischen. Mit den Kirschtomaten verziert servieren.

Eine Portion enthält:

149 Kilokalorien/623 Kilojoule

9 g Eiweiß

8 g Fett

8 g Kohlenhydrate

21 mg Harnsäure

4 g Ballaststoffe

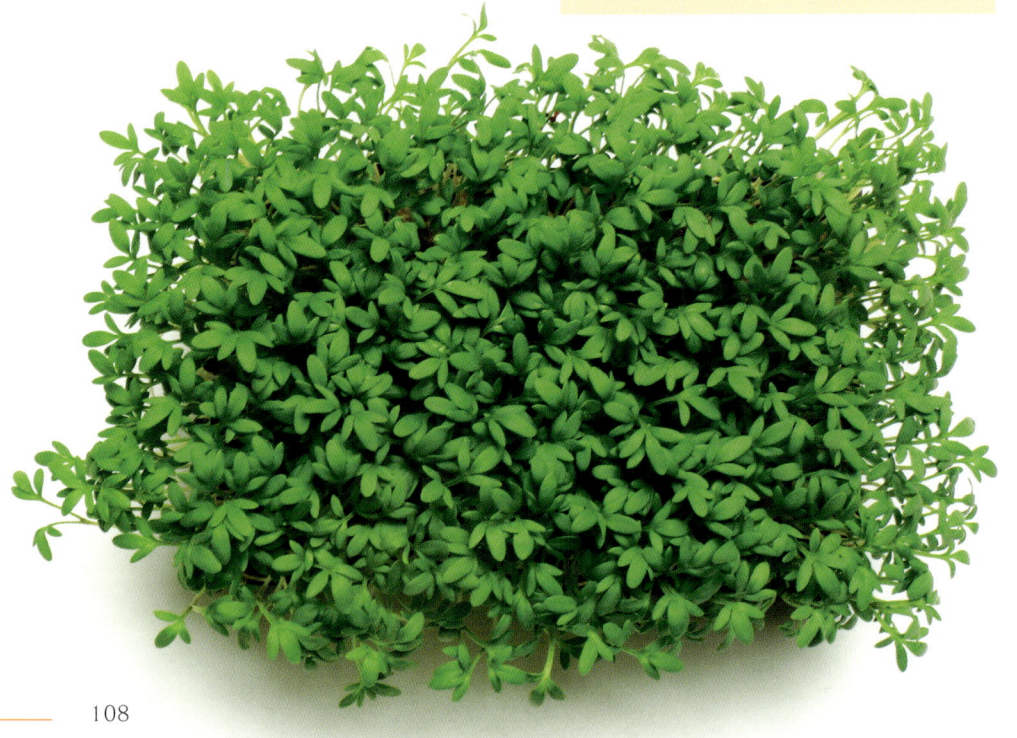

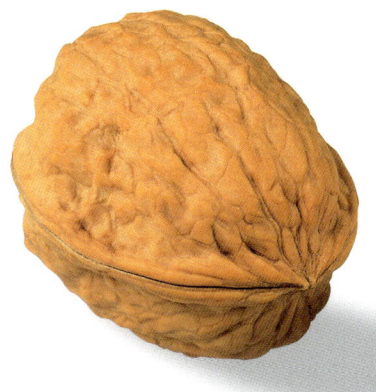
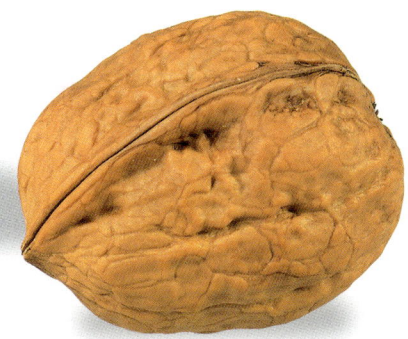

Apfel-Sellerie-Aufstrich „à la méditerrané"

Zutaten für 6 Scheiben Brot	g
¼ Knolle Sellerie	50
½ Apfel	65
1 TL Zitronensaft	5 ml
2 EL Vollkornhaferflocken	20
1 TL Sesamkörner	5
1 TL Walnussöl	5
1 TL Balsamicoessig	5
fluoridiertes Jodsalz	
3 Walnüsse	

Zubereitungszeit: 15 Minuten

Zubereitung

Den Sellerie und den Apfel waschen, putzen und fein reiben. Sofort mit dem Zitronensaft beträufeln.

Die Haferflocken und die Sesamkörner in Öl leicht rösten und mit dem Balsamicoessig ablöschen. Die Haferflocken-Sesam-Masse in ein hohes Gefäß geben und kurz mit einem Pürierstab pürieren. Anschließend sofort unter die Sellerie-Apfel-Masse rühren.

Mit wenig Salz und Pfeffer abschmecken und mit gehackten Walnusskernen bestreut servieren.

Eine Portion enthält:

404 Kilokalorien/1689 Kilojoule

9 g Eiweiß

28 g Fett

24 g Kohlenhydrate

83 mg Harnsäure

7 g Ballaststoffe

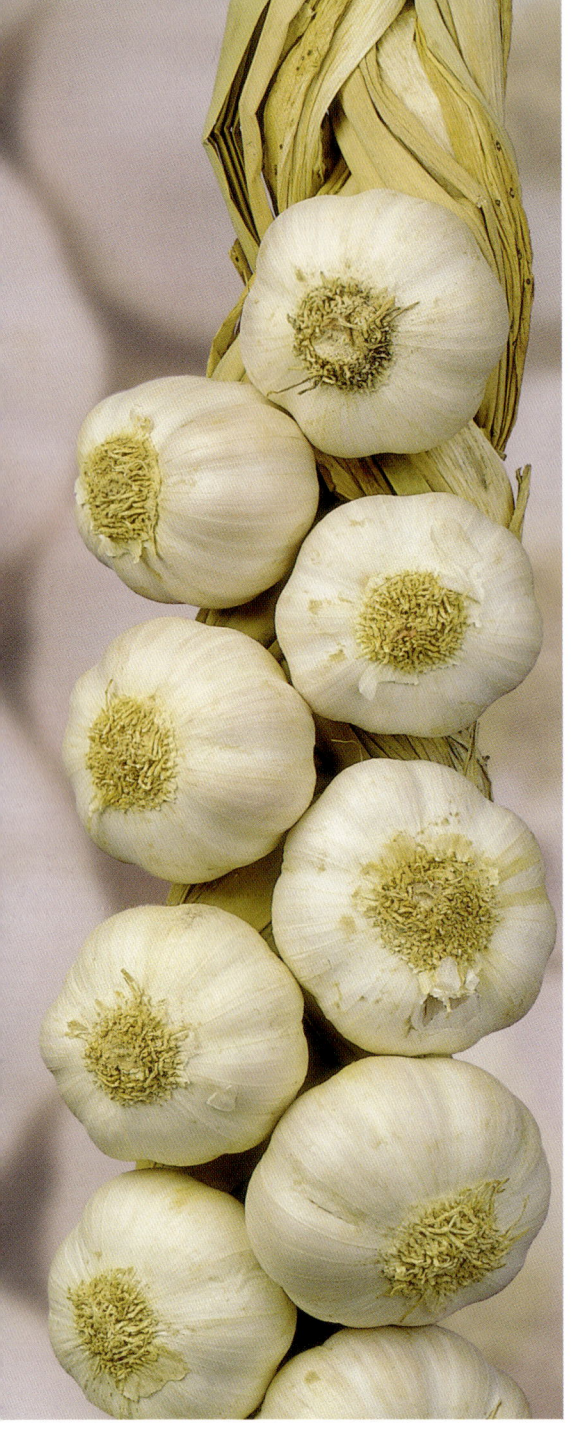

Avocado-Knoblauch-Aufstrich

Zutaten für 4–6 Scheiben Brot	g
1 reife Avocado	300
1 Knoblauchzehe	
2 EL Zitronensaft	40 ml
fluoridiertes Jodsalz	
grob gemahlener bunter Pfeffer	

Zubereitungszeit: 10 Minuten

Zubereitung

Das Fruchtfleisch aus der Avocado lösen, in kleine Stücke schneiden und mit dem Zitronensaft beträufeln.

Die Knoblauchzehe schälen, fein hacken und zu den Avocadostücken geben. Mit wenig Salz und ausreichend Pfeffer kräftig würzen und alles mit einer Gabel gut zerdrücken.

Eine Portion enthält:

212 Kilokalorien/886 Kilojoule

2 g Eiweiß

20 g Fett

4 g Kohlenhydrate

30 mg Harnsäure

2 g Ballaststoffe

Tipps & Hinweise

Reife Avocados erkennen Sie daran, dass die Schale auf Druck leicht nachgibt.

Unreife Avocados reifen zuhause schnell nach, wenn sie in einer Obstschale zusammen mit Äpfeln aufbewahrt werden.

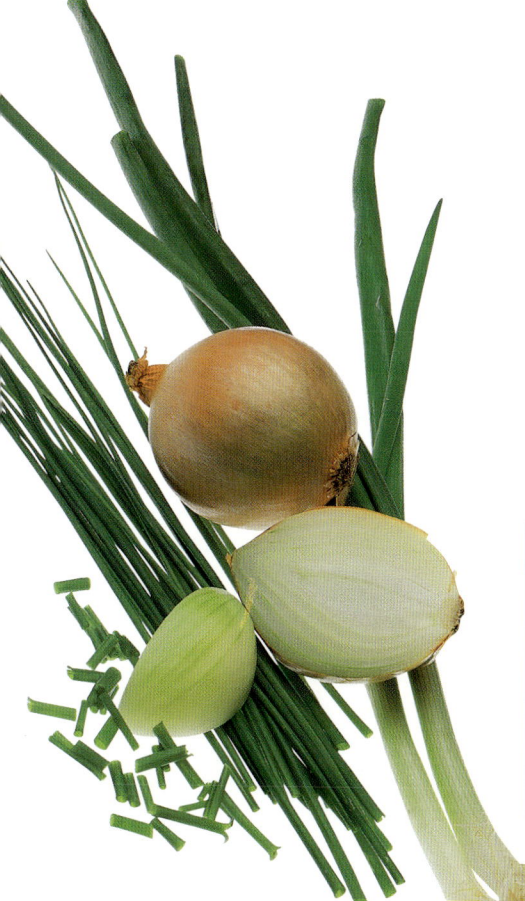

Frühlingsbrot

Zutaten für zwei Portionen	g
2 Scheiben Roggenvollkornbrot	120
2 EL Frischkäse, fettreduziert	40
2 Frühlingszwiebeln	30
1 rote Paprikaschote	160
grob gemahlener Pfeffer	

Zubereitungszeit: 10 Minuten

Zubereitung

Die Brotscheiben mit dem Frischkäse bestreichen. Die Frühlingszwiebel waschen und klein schneiden. Die Paprikaschote waschen, halbieren, das Kerngehäuse entfernen und in schmale Streifen schneiden.

Die Brote mit den Paprikastreifen belegen und die Frühlingszwiebelstücke darüber streuen. Anschließend mit dem Pfeffer würzen und servieren.

Eine Portion enthält:

289 Kilokalorien/1208 Kilojoule

12 g Eiweiß

8 g Fett

38 g Kohlenhydrate

96 mg Harnsäure

12 g Ballaststoffe

Tomaten-Kresse-Brot

Zutaten für zwei Portionen	g
2 Scheiben Sonnenblumen-vollkornbrot	120
2 TL Butter oder Diätmargarine	10
2 EL Tomatenmark	30
2 EL Kresse	20
2 Tomaten	160
grob gemahlener Pfeffer	

Zubereitungszeit: 10 Minuten

Zubereitung

Die Brotscheiben mit der Butter oder der Diätmargarine und dem Tomatenmark bestreichen. Die Kresse waschen, abtrocknen und zur Hälfte auf die Brote legen.

Die Tomate waschen, halbieren, den Stielansatz entfernen und in Scheiben schneiden.

Die Kressebrote mit den Tomatenscheiben belegen, dem Pfeffer würzen und der restlichen Kresse garnieren.

Eine Portion enthält:

206 Kilokalorien/861 Kilojoule

7 g Eiweiß

6 g Fett

28 g Kohlenhydrate

90 mg Harnsäure

5 g Ballaststoffe

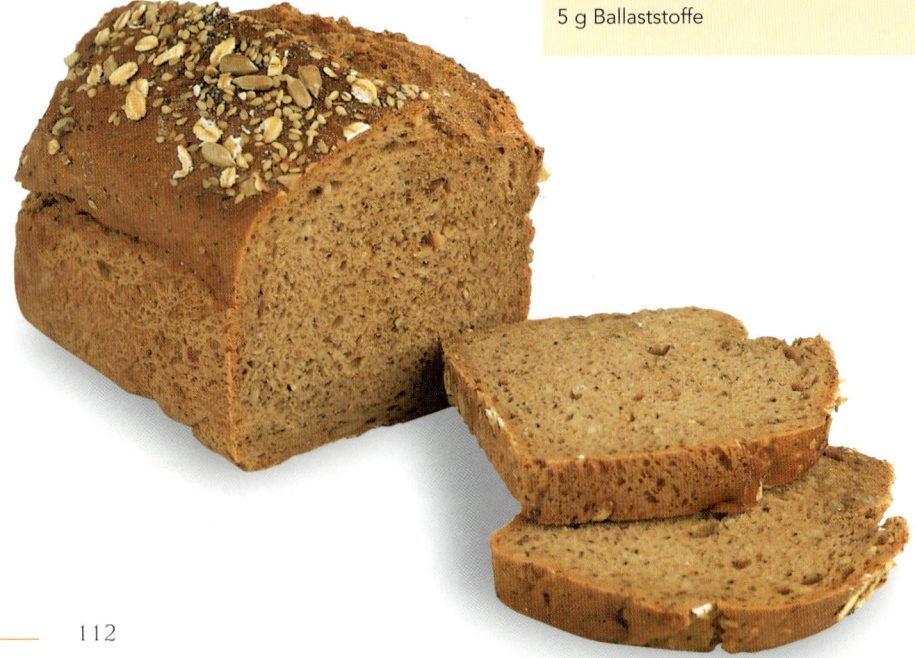

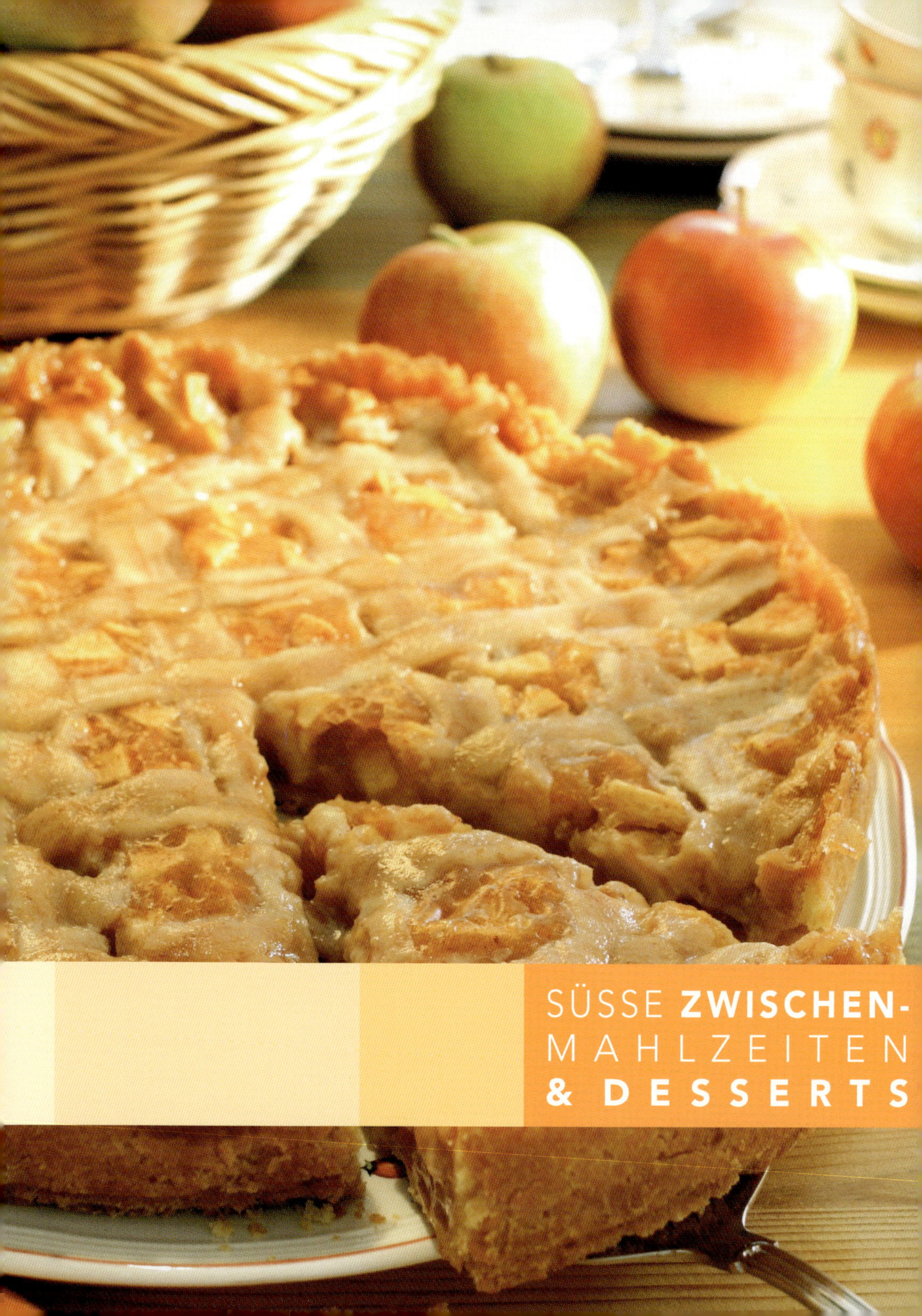

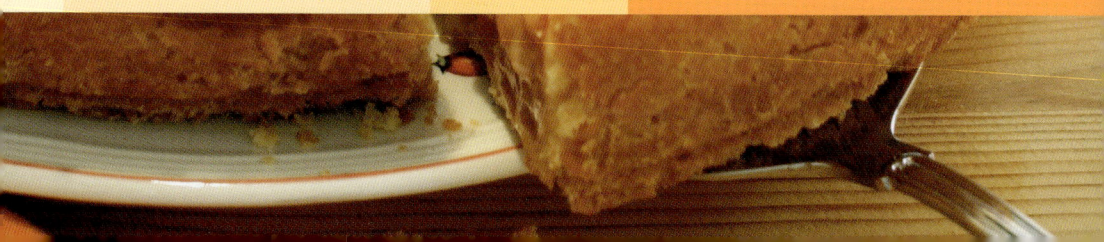

SÜSSE ZWISCHEN-
MAHLZEITEN
& DESSERTS

Zwischendurch etwas Süßes, ein Stück Kuchen oder ein erfrischendes Getränk? Wenn Sie gerne naschen, sind unsere Rezepte genau richtig für Sie. Lecker und trotzdem kalorien- und extrem harnsäurearm sind unsere Desserts.

Da alkoholische Getränke die Ausscheidung von Harnsäure hemmen oder zu einer verstärkten Harnsäurebildung führen und Bier sogar Purine enthält, haben wir für Sie einige kreative, alkoholfreie Getränke vorbereitet. Sie lassen jeden Schluck zum Genuss werden.

Probieren Sie es aus!

Rote Grütze mit Vanillecreme

Zutaten für zwei Portionen	g
Für die Grütze:	
gemischte Beeren (Erdbeeren, Himbeeren, Johannisbeeren, Brombeeren oder Kirschen) frisch oder tiefgekühlt	240
1 Vanilleschote	
Kirsch- oder Johannisbeersaft	120 ml
flüssiger Süßstoff	
2 EL Speisestärke	20
Für die Vanillecreme:	
1 Vanilleschote	
2 EL Milch 1,5 % Fett	30
³/₄ Becher Naturjoghurt 1,5 % Fett	100
flüssiger Süßstoff	
Zubereitungszeit: 15 Minuten **Kühlzeit: 30 Minuten**	

Zubereitung

Die Früchte waschen, verlesen und in einem Sieb abtropfen lassen. Tiefkühlware auftauen lassen. Die Beeren, die Kirschen und einen Teil des ausgekratzten Vanillemarks in einem Topf erhitzen. Zwei Esslöffel des Fruchtsafts zur Speisestärke geben und glatt rühren. Den restlichen Saft zu den Früchten im Topf geben und aufkochen lassen. Dann die aufgelöste Stärke einrühren und die Grütze etwa eine Minute kochen lassen. Anschließend mit Süßstoff nach Belieben süßen. Die fertige Grütze in Dessertschalen füllen und kalt stellen.

Das restliche Vanillemark zusammen mit der Milch und dem Joghurt glatt rühren. Die Vanillecreme mit flüssigem Süßstoff süßen und vor dem Servieren über die rote Grütze gießen.

Eine Portion enthält:

112 Kilokalorien/468 Kilojoule
3 g Eiweiß
2 g Fett
19 g Kohlenhydrate
24 mg Harnsäure
5 g Ballaststoffe

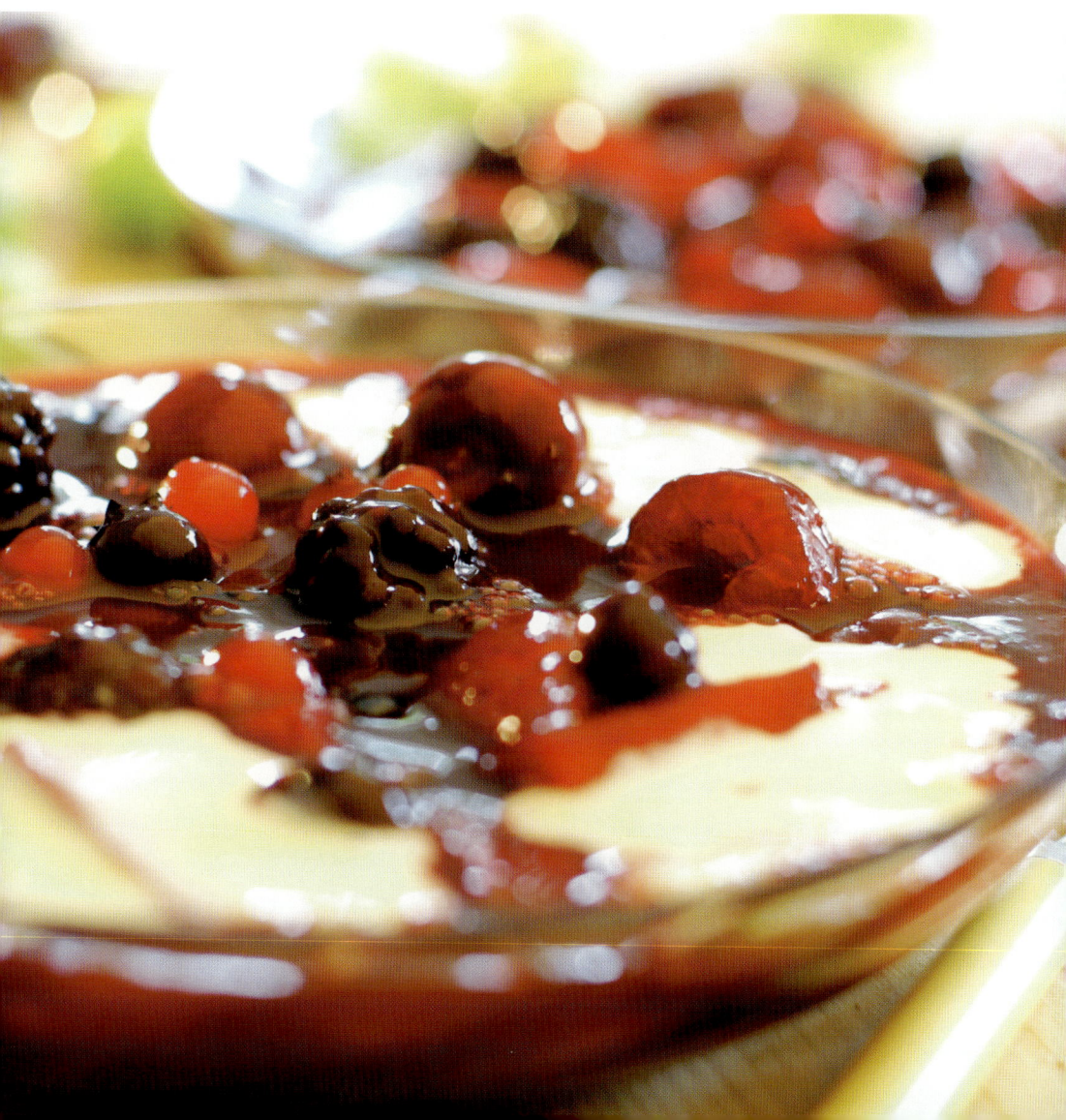

Bananenquark

Zutaten für zwei Portionen	g
1 Becher Magerquark	250
2 Schuss kohlensäurehaltiges Mineralwasser	
Süßstoff oder Zucker	
1 Banane	100
2 EL Zitronensaft	20 ml
Zubereitungszeit: 10 Minuten	

Zubereitung

Den Quark und das Mineralwasser mit einem Schneebesen gut verrühren, bis eine cremige Masse entstanden ist. Nach Belieben süßen. Die Banane in Scheiben schneiden und sofort mit dem Zitronensaft beträufeln. Die Bananenstücke vorsichtig unter den Quark heben.

Eine Portion enthält:

143 Kilokalorien/598 Kilojoule

17 g Eiweiß

0 g Fett

16 g Kohlenhydrate

16 mg Harnsäure

1 g Ballaststoffe

Apfel-Birnen-Joghurt

Zutaten für zwei Portionen	g
2 TL Leinsamen	10
1 Apfel	100
1 Birne	100
2 TL Zitronensaft	10 ml
2 Becher Naturjoghurt, 1,5 % Fett	300
Süßstoff oder Zucker	
Zubereitungszeit: 15 Minuten	

Zubereitung

Den Leinsamen in einer Pfanne ohne Fett trocken anrösten.

Das Obst waschen, entkernen und das Fruchtfleisch in kleine Stücke schneiden. Sofort mit dem Zitronensaft beträufeln, damit das Obst nicht braun wird.

Den Joghurt mit Süßstoff oder Zucker süßen. Den inzwischen abgekühlten Leinsamen unterrühren und zuletzt die Obststücke untermengen.

Eine Portion enthält:

138 Kilokalorien/577 Kilojoule

7 g Eiweiß

4 g Fett

18 g Kohlenhydrate

20 mg Harnsäure

4 g Ballaststoffe

süßen. Die fertige Grütze in Dessertschalen füllen und kalt stellen.

Das restliche Vanillemark zusammen mit der Milch und dem Joghurt glatt rühren. Die Vanillecreme mit flüssigem Süßstoff süßen und vor dem Servieren über die rote Grütze gießen.

Eine Portion enthält:

112 Kilokalorien/468 Kilojoule
3 g Eiweiß
2 g Fett
19 g Kohlenhydrate
24 mg Harnsäure
5 g Ballaststoffe

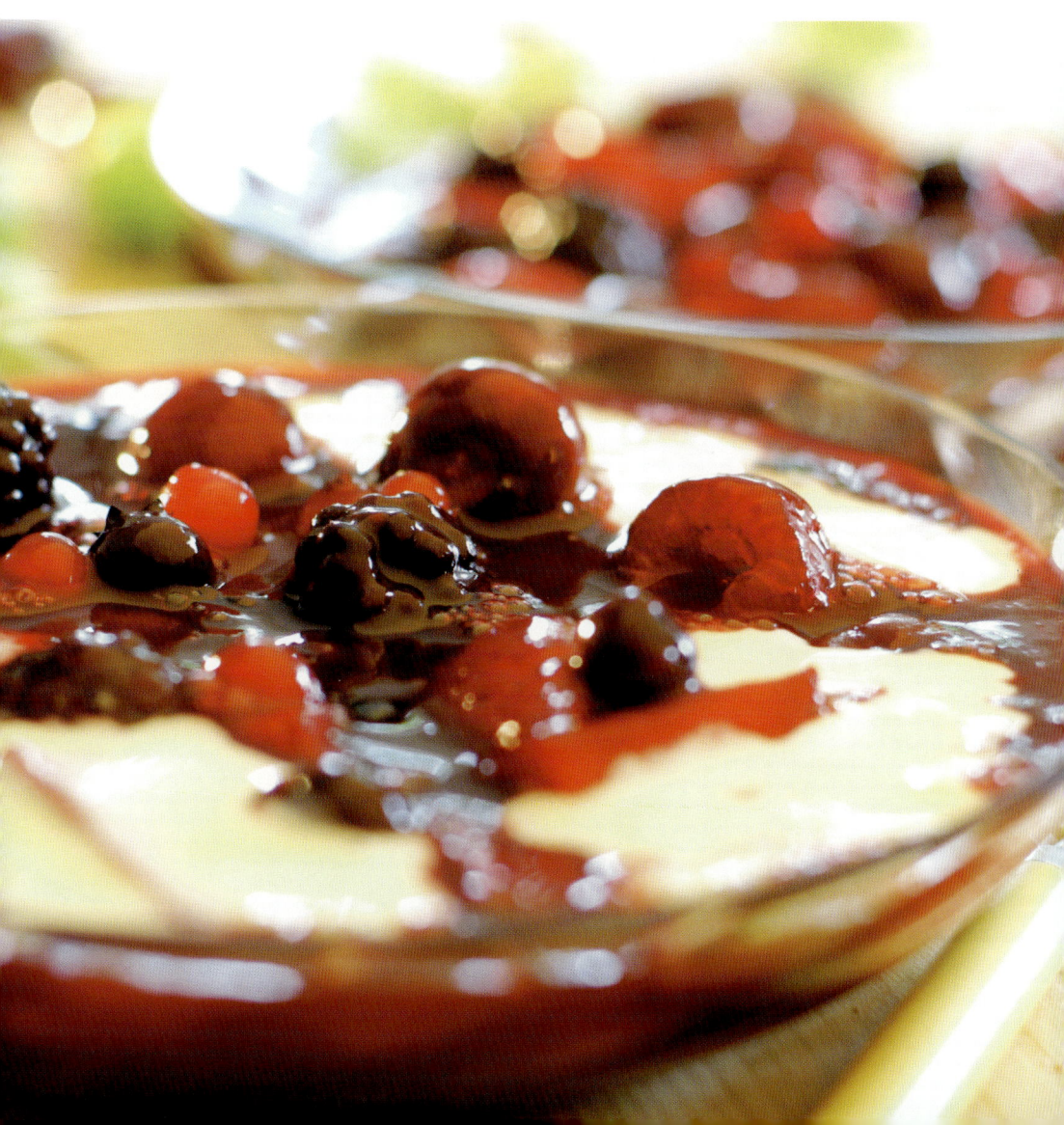

Bananenquark

Zutaten für zwei Portionen	g
1 Becher Magerquark	250
2 Schuss kohlensäurehaltiges Mineralwasser	
Süßstoff oder Zucker	
1 Banane	100
2 EL Zitronensaft	20 ml
Zubereitungszeit: 10 Minuten	

Zubereitung

Den Quark und das Mineralwasser mit einem Schneebesen gut verrühren, bis eine cremige Masse entstanden ist. Nach Belieben süßen. Die Banane in Scheiben schneiden und sofort mit dem Zitronensaft beträufeln. Die Bananenstücke vorsichtig unter den Quark heben.

Eine Portion enthält:

143 Kilokalorien/598 Kilojoule

17 g Eiweiß

0 g Fett

16 g Kohlenhydrate

16 mg Harnsäure

1 g Ballaststoffe

Apfel-Birnen-Joghurt

Zutaten für zwei Portionen	g
2 TL Leinsamen	10
1 Apfel	100
1 Birne	100
2 TL Zitronensaft	10 ml
2 Becher Naturjoghurt, 1,5 % Fett	300
Süßstoff oder Zucker	
Zubereitungszeit: 15 Minuten	

Zubereitung

Den Leinsamen in einer Pfanne ohne Fett trocken anrösten.

Das Obst waschen, entkernen und das Fruchtfleisch in kleine Stücke schneiden. Sofort mit dem Zitronensaft beträufeln, damit das Obst nicht braun wird.

Den Joghurt mit Süßstoff oder Zucker süßen. Den inzwischen abgekühlten Leinsamen unterrühren und zuletzt die Obststücke untermengen.

Eine Portion enthält:

138 Kilokalorien/577 Kilojoule

7 g Eiweiß

4 g Fett

18 g Kohlenhydrate

20 mg Harnsäure

4 g Ballaststoffe

Aprikosen-Brombeer-Traum

Zutaten für zwei Portionen	g
4 EL Magerquark	80
¾ Becher Naturjoghurt, 1,5 % Fett	100
frisch gepresster Orangensaft	160 ml
flüssiger Süßstoff	
4 Aprikosen	180
Brombeeren	60
Zubereitungszeit: 15 Minuten	

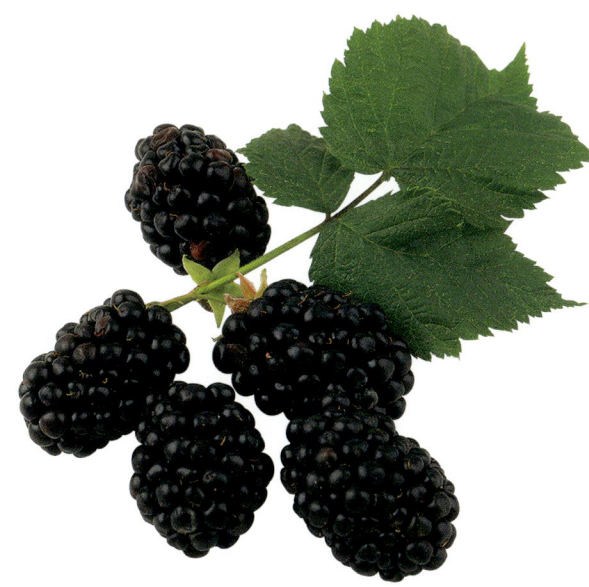

Zubereitung

Den Quark mit dem Joghurt und dem Orangensaft glatt rühren. Die Masse mit Süßstoff nach Belieben abschmecken.

Die Aprikosen waschen, halbieren, entkernen und in kleine Stücke schneiden.

Die Brombeeren waschen, verlesen und zusammen mit den Aprikosen unter die Quark-Joghurt-Masse rühren.

Eine Portion enthält:

127 Kilokalorien/530 Kilojoule
9 g Eiweiß
1 g Fett
18 g Kohlenhydrate
33 mg Harnsäure
4 g Ballaststoffe

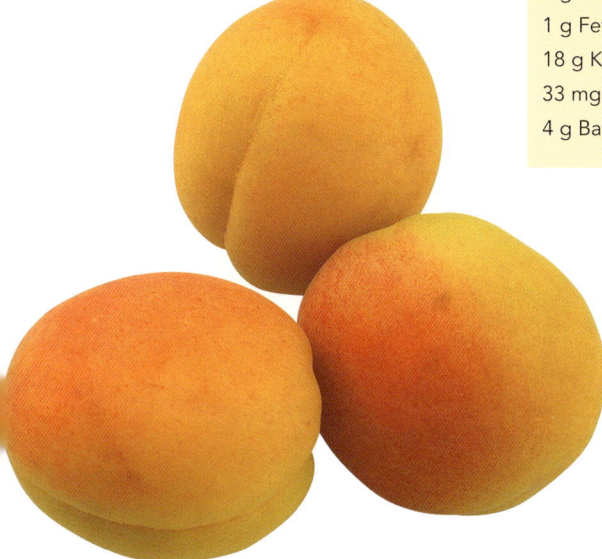

Obstspieße mit Joghurtdekor und Zimt

Zutaten für zwei Portionen	g
Erdbeeren	200
Karambole (Sternfrucht)	120
2 Kiwis	120
2 Pfirsiche	ca. 240
1 Birne	140
2 TL Zitronensaft	10 ml
1 Becher Naturjoghurt, 1,5 % Fett	150
flüssiger Süßstoff	
1 Vanilleschote	
1 TL Zimt	

Außerdem:
4 Holzspieße

Zubereitungszeit: 15 Minuten

Zubereitung

Das Obst waschen, nur die Kiwis schälen, und alles in kleine Stücke schneiden.

Mit dem Zitronensaft beträufeln und abwechselnd auf die Spieße stecken. Die Vanilleschote auskratzen. Den Joghurt mit dem Süßstoff und dem Vanillemark verrühren und über die Fruchtspieße ziehen. Mit Zimt bestreut servieren.

Eine Portion enthält:

224 Kilokalorien/936 Kilojoule
6 g Eiweiß
2 g Fett
40 g Kohlenhydrate
62 mg Harnsäure
9 g Ballaststoffe

Tipps & Hinweise

In der kalten Jahreszeit schmecken die Obstspieße mit Honig überzogen oder kurz gegrillt besonders lecker.

Heidelbeer-halbgefrorenes

Zutaten für zwei Portionen	g
4 EL Magerquark	80
2 EL Naturjoghurt, 1,5 % Fett	40
Süßstoff	
½ Vanilleschote	
Heidelbeeren, tiefgekühlt	200
einige Blättchen Zitronenmelisse	
Zubereitungszeit: 10 Minuten	

Zubereitung

Den Quark und den Joghurt mit einem Schneebesen kräftig verrühren. Das ausgekratzte Vanillemark unter die Quarkmasse rühren und mit flüssigem Süßstoff nach Belieben süßen. Die tiefgefrorenen Heidelbeeren dazugeben, alles mit einem Pürierstab fein pürieren, mit Zitronenmelisseblättchen garnieren und sofort servieren.

Eine Portion enthält:
134 Kilokalorien/560 Kilojoule
7 g Eiweiß
1 g Fett
22 g Kohlenhydrate
20 mg Harnsäure
5 g Ballaststoffe

Apfeltorte

Zutaten für 12 Stücke	g
Mehl Typ 405	250
Butter/Diätmargarine	125
Zucker	250
1 Ei	
1 Prise Salz	
1 kg säuerliche Äpfel (z. B. Boskop)	
2 EL Zitronensaft	40 ml
2 TL Zimt	
¾ l Apfelsaft	750 ml
2 Päckchen Vanillepuddingpulver	75
Marzipanrohmasse	150
3 EL Puderzucker	40
Zubereitungszeit: 60 Minuten	
Backzeit: 70 Minuten	

Zubereitung

Das Mehl fein sieben und mit 80 g Zucker, dem Ei, dem Salz und der geschmolzenen Butter oder Diätmargarine zu einem glatten Teig verkneten. Den Teig in Folie wickeln und eine Stunde kühl stellen.

Die Äpfel waschen, schälen, vierteln und die Kerngehäuse entfernen. Das Fruchtfleisch würfeln und mit Zitronensaft und Zimt bestreuen.

Das Puddingpulver mit etwas Apfelsaft nach Packungsangabe anrühren und mit dem restlichen Zucker und Apfelsaft zu einem Pudding verarbeiten. Den Backofen auf 175 °C (Gas Stufe 3, Umluft 160 °C) vorheizen. Den Boden einer Springform (28 cm Durchmesser) mit Backpapier auslegen.

Den Teig ausrollen, die Form damit auslegen und einen etwa 3 cm hohen Rand ausarbeiten. Im heißen Backofen für 15 Minuten auf mittlerer Schiene vorbacken.

Die gewürfelten Äpfel mit der Puddingmasse verrühren und auf den vorgebackenen Teig geben. Den Kuchen auf mittlerer Schiene etwa 40 Minuten weiter backen.

In der Zwischenzeit die Marzipanrohmasse mit dem Puderzucker verkneten, ausrollen und in etwa 1 cm breite Streifen schneiden. Diese gitterförmig auf dem Kuchen verteilen. Den Kuchen in weiteren 15 Minuten fertig backen.

Ein Stück enthält:

392 Kilokalorien/1639 Kilojoule

4 g Eiweiß

13 g Fett

62 g Kohlenhydrate

28 mg Harnsäure

4 g Ballaststoffe

Tipps & Hinweise

Wenn Sie Vollkornmehl verwenden möchten, sollten Sie etwas zusätzliche Flüssigkeit (Milch) zum Teig geben.

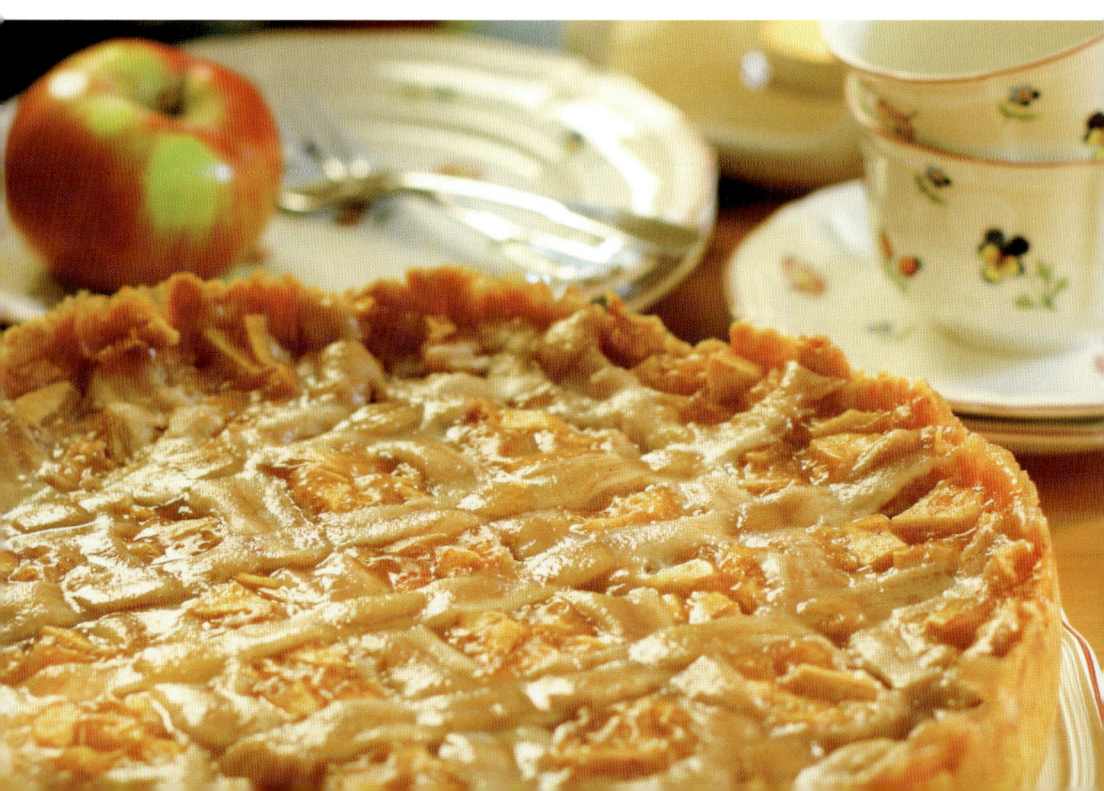

Käsekuchen

Zutaten für 12 Stücke	g
Diätmargarine/Butter	125
Zucker oder 1,5 TL Süßstoff	100
1 Päckchen Vanillezucker	
4 Eier	
1 Zitrone	
Schichtkäse	1000
4 EL Milch 1,5 % Fett	60 ml
1 Prise Salz	
6 EL Grieß	70
1/2 TL Sonnenblumenöl	3
2 EL Semmelbrösel	40

Zubereitungszeit: 30 Minuten
Backzeit: 50 Minuten

Zubereitung

Die Eier trennen. Die zimmerwarme Diätmargarine oder Butter mit den Eigelben in einer Schüssel mit dem Handrührgerät circa 2 Minuten schaumig rühren. Den Zucker oder Süßstoff sowie den Vanillezucker dabei nach und nach zugeben. Den Saft und die abgeriebene Schale der Zitrone, den Schichtkäse, die Milch und das Salz unterrühren.

Die Eiweiße steif schlagen und auf die Quarkmasse geben. Den Grieß darüber streuen und alles vorsichtig mit einem Schneebesen unterheben.

Den Backofen auf 200 °C (Gas Stufe 3–4, Umluft 180 °C) vorheizen. Eine Springform (Durchmesser 28 cm) mit dem Öl auspinseln und den Semmelbröseln ausstreuen.

Den Kuchenteig einfüllen und im vorgeheizten Backofen ungefähr 50 Minuten backen.

Ein Stück enthält:

285 Kilokalorien/1191 Kilojoule
14 g Eiweiß
15 g Fett
20 g Kohlenhydrate
11 mg Harnsäure
0 g Ballaststoffe

Tipps & Hinweise

Anstelle üppiger Sahne schmeckt auch eine lauwarme Vanillesoße sehr gut zu diesem Kuchen.

Nach Belieben können Sie dem Kuchenteig noch Rosinen und Mandelstifte zufügen.

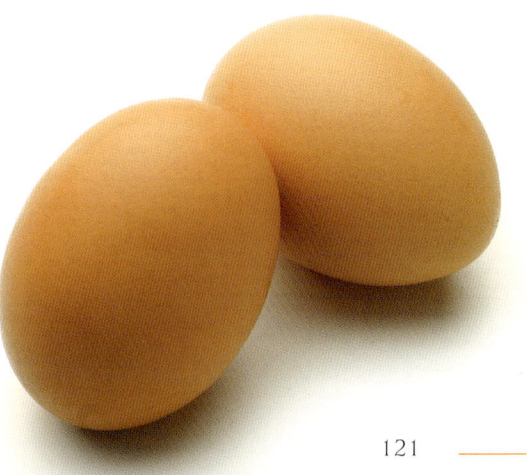

Sanddorn-Milchmix

Zutaten für zwei Portionen	g
4 EL Sanddornmark	40
2 Becher Milch, 1,5 % Fett	400 ml
Süßstoff oder Zucker	
Zitronensaft	

Zubereitungszeit: 5 Minuten

Zubereitung

Das Sanddornmark mit der Milch gründlich verquirlen und mit Süßstoff oder Zucker sowie Zitronensaft abschmecken. Vor dem Servieren gestoßene Eiswürfel zufügen.

Eine Portion enthält:

152 Kilokalorien/635 Kilojoule

8 g Eiweiß

7 g Fett

12 g Kohlenhydrate

9 mg Harnsäure

2 g Ballaststoffe

Tipps & Hinweise

Sandorn liefert reichlich Vitamin C. Unser Milchshake liefert 90 mg Vitamin C. Sie decken damit also Ihren Tagesbedarf an Vitamin C ab.

Heidelbeer-Shake

Zutaten für zwei Portionen	g
Heidelbeeren, frisch oder tiefgefroren	200
2 Becher Milch, 1,5 % Fett	400 ml
Süßstoff oder Honig	
1/2 Vanilleschote	
Zubereitungszeit: 10 Minuten	

Zubereitung

Die Heidelbeeren verlesen, waschen und abtropfen lassen. Tiefgefrorene Früchte auftauen lassen. Die Beeren und die Milch in ein hohes Gefäß geben, nach Belieben süßen und mit einem Pürierstab kräftig pürieren.

Die Vanilleschote auskratzen und das Mark zum Shake geben. Nochmals kurz verquirlen.

Eine Portion enthält:

192 Kilokalorien/803 Kilojoule

7 g Eiweiß

4 g Fett

29 g Kohlenhydrate

20 mg Harnsäure

5 g Ballaststoffe

Exotischer Mango-Vanille-Drink

Zutaten für zwei Portionen	g
2 Becher Naturjoghurt, 1,5 % Fett	300
1/2 Mango	150
Süßstoff oder Zucker	
1/2 Vanilleschote	
Zitronensaft	
6 EL eisgekühltes Mineralwasser	100 ml
Zubereitung: 15 Minuten	

Zubereitung

Die Mango schälen und den Kern herauslösen. Den Joghurt und das Mangofleisch in einem Mixbecher pürieren. Nach Geschmack mit Süßstoff oder Zucker süßen und das ausgekratzte Vanillemark dazugeben. Mit Zitronensaft abschmecken und mit dem Mineralwasser nochmals verquirlen.

Eine Portion enthält:

124 Kilokalorien/518 Kilojoule

6 g Eiweiß

3 g Fett

19 g Kohlenhydrate

11 mg Harnsäure

1 g Ballaststoffe

Frischer Rote-Beete-Drink

Zutaten für zwei Portionen	g
2 Becher Naturjoghurt, 1,5 % Fett	300
eisgekühlter Rote-Beete-Saft	200 ml
fluoridiertes Jodsalz	
geriebene Muskatnuss	

Zubereitungszeit: 5 Minuten

Zubereitung

Den Joghurt, den Rote-Beete-Saft, das Salz und die frisch geriebene Muskatnuss in ein hohes Gefäß geben mit dem Handrührgerät verquirlen.

Eine Portion enthält:

- 91 Kilokalorien/380 Kilojoule
- 6 g Eiweiß
- 2 g Fett
- 10 g Kohlenhydrate
- 16 mg Harnsäure
- 1 g Ballaststoffe

Pikanter Gemüse-Drink

Zutaten für zwei Portionen	g
2 Becher Naturjoghurt, 1,5 % Fett	300
Gemüsesaft	200 ml
fluoridiertes Jodsalz	
gemahlener Pfeffer	
Cayennepfeffer	
Rosenpaprika	
2 Sträußchen Petersilie	

Zubereitungszeit: 10 Minuten

Zubereitung

Den Joghurt mit dem Gemüsesaft verquirlen und mit den Gewürzen kräftig abschmecken, leicht salzen. Die Petersilie waschen, trockenschwenken und fein hacken. Den Glasrand eines Glases befeuchten, in die Petersilie drücken und so verzieren. Den fertigen Gemüse-Drink einfüllen.

Eine Portion enthält:

- 91 Kilokalorien/380 Kilojoule
- 6 g Eiweiß
- 2 g Fett
- 10 g Kohlenhydrate
- 16 mg Harnsäure
- 1 g Ballaststoffe

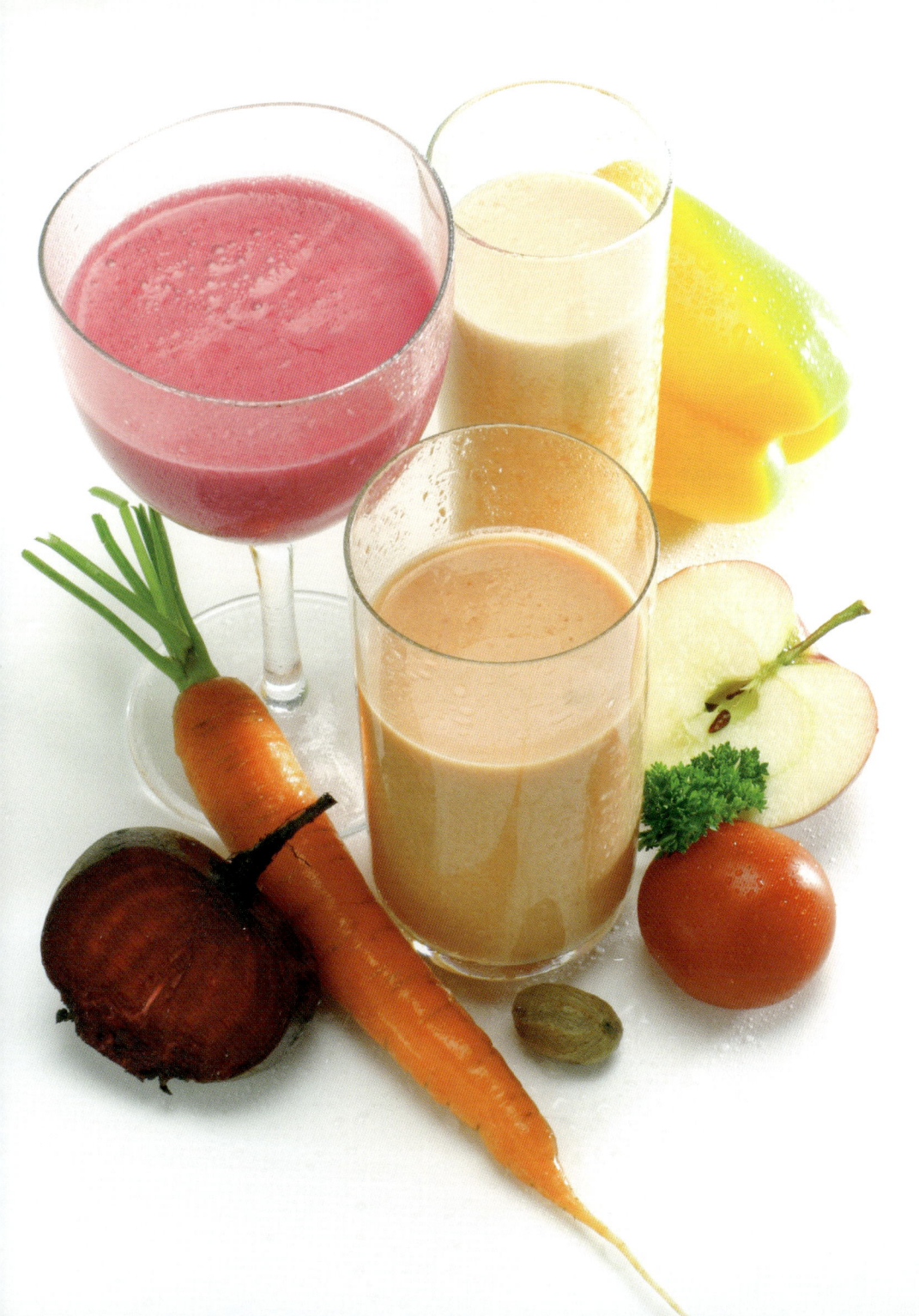

Möhren-Apfel-Shake

Zutaten für zwei Portionen g

Milch, 1,5 % Fett	120 ml
Möhrensaft	250 ml
Apfelsaft	120 ml
fluoridiertes Jodsalz	
geriebene Muskatnuss	
gemahlener weißer Pfeffer	

Zubereitungszeit: 5 Minuten

Zubereitung

Die Milch mit dem Möhren- und Apfelsaft verquirlen. Mit den Gewürzen abschmecken, leicht salzen und kühl servieren.

Eine Portion enthält:

69 Kilokalorien/288 Kilojoule

3 g Eiweiß

1 g Fett

11 g Kohlenhydrate

14 mg Harnsäure

3 g Ballaststoffe

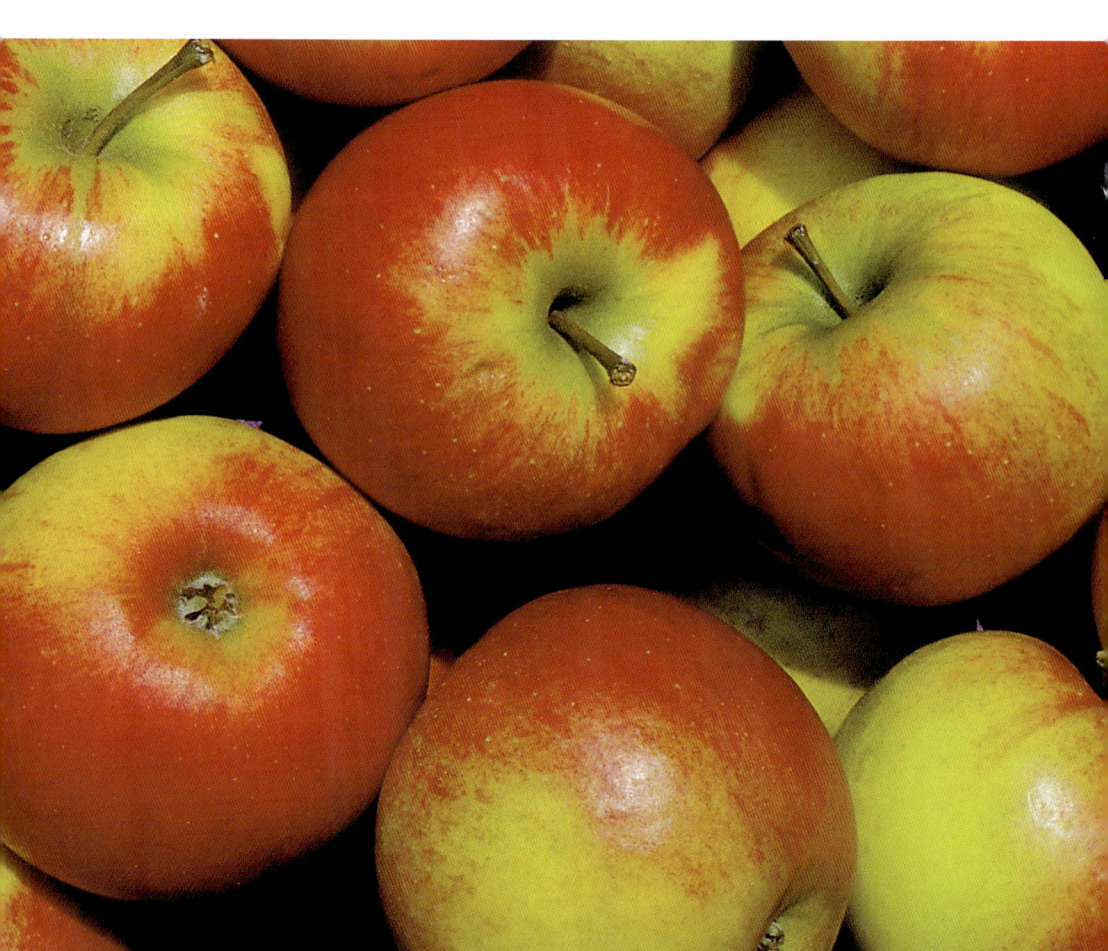

Rat und Tat

Wichtige Adressen

Auswertungs- und Informationsdienst für Ernährung, Landwirtschaft und Forsten (AID) e.V.,
Friedrich-Ebert-Straße 3, 53177 Bonn,
Telefon: 0228/84 99 0,
Email: aid@aid.de; www.aid.de
Der AID e.V. ist eine staatliche Einrichtung mit einem Informationsauftrag in den Bereichen Ernährung, Landwirtschaft und Forsten. Lassen Sie sich ein Publikationsverzeichnis kostenlos zusenden.

Bundeszentrale für gesundheitliche Aufklärung (BZgA),
Ostermerheimer Straße 200,
51109 Köln, Telefon: 0221/89 92 0,
Email: poststelle@bzga.de,
www.bzga.de
Die Bundeszentrale für gesundheitliche Aufklärung ist eine staatliche Einrichtung, die sich vorwiegend der Prophylaxe von Krankheiten widmet und Gesundheitsaufklärung für alle Altersgruppen im staatlichen Auftrag betreibt. Lassen Sie sich ein Publikationsverzeichnis kostenlos zusenden.

Deutsche Gesellschaft für Ernährung (DGE) e. V.,
Godesberger Allee 18, 53175 Bonn,
Telefon: 0228/37 76 60 0,
Email: webmaster@dge.de,
www.dge.de
Die DGE erarbeitet die Empfehlungen für die Nährstoffzufuhr und hat den staatlichen Auftrag, das Ernährungsverhalten in Deutschland zu verbessern. Sie unterhält Beratungsstellen und gibt verschiedene Broschüren zur richtigen Ernährung heraus.

Gesellschaft für Ernährungsmedizin und Diätetik e. V.,
Mariahilfstraße 9, 52062 Aachen,
Telefon: 0241/96 10 30,
Email: info@ernaehrungsmed.de,
www.ernaehrungsmed.de

Verband der Diätassistenten (VDD),
Bismarckstraße 96, 40210 Düsseldorf,
Telefon: 0211/16 21 75
Beim VDD erhalten Sie Adressen und Telefonnummer von freiberuflich tätigen Diätassistenten, falls Sie eine individuelle ernährungswissenschaftliche Beratung wünschen.

Zentrum für Ernährungskommunikation und Ernährungsberatung,
Sven-David Müller-Nothmann,
Viktoriastraße 8, 52068 Aachen,
Telefon: 0241/40 99 408,
Email: info@svendavidmueller.de,
www.svendavidmueller.de

Ernährungsinformationen im Internet

www.ernaehrungsmed.de
Ernährungsinformationen

www.gesundheitsberatung.de
Kostenlose ärztliche Gesundheitsberatung

www.medizin.de
Medizininformationen

www.qualimedic.de
Kostenlose ärztliche Beratung

www.slimcoach.de
Gesundes Abnahmeprogramm – Ideal für Gichtpatienten

www.svendavidmueller.de
Ernährungsberatung

www.vitaspur.de
Vitamin-Check-up

Buchtipps

Sven-David Müller, Katrin Raschke:
Das Kalorien-Nährwert-Lexikon, 2., überarbeitete Auflage. 2004. ISBN 3-89993-509-8. € 12,90. Schlütersche Verlagsgesellschaft mbH & Co. KG

Sven-David Müller, Prof. Dr. Michael Vogt, Doreen Nothmann:
Moderne Ernährungsmärchen. 2004. ISBN 3-89993-511-X. € 12,90. Schlütersche Verlagsgesellschaft mbH & Co. KG

Sven-David Müller: Rheuma-Gicht-Ampel. 2004.
ISBN 3-42664-130-5. € 8,90.
Droemer Knaur

Sven-David Müller: Kalorien-Ampel. 2005. ISBN 3-42664-316-2. € 8,90.
Droemer Knaur

Sven-David Müller: Cholesterin- und Fett-Ampel. 2004.
ISBN 3-42666-913-7. € 8,90.
Droemer Knaur

Sven-David Müller:
Die Müller-Diät. 2005.
ISBN 3-89993-504-7. € 12,90.
Schlütersche Verlagsgesellschaft mbH & Co. KG

Karin Hofele: Richtig einkaufen bei Gicht. 2003. ISBN 3-83004-308-41. Trias

Autoreninfo

Sven-David Müller-Nothmann absolvierte die Ausbildung zum Diätassistenten an der Diätlehranstalt des Kreiskrankenhauses Bad Hersfeld (Akademisches Lehrkrankenhaus des Universitätsklinikums Gießen). Später wechselte er an das Universitätsklinikum der RWTH Aachen, wo er von 1990 bis 1996 in der Diät- und Diabetesberatung tätig war. Daneben war er an Vorlesungen beteiligt und publizierte zahlreiche Artikel in Fachzeitschriften. 1995 absolvierte er eine Fortbildung zum Diabetesberater der Deutschen Diabetes Gesellschaft (DDG).

Nach einem Volontariat wechselte Sven-David Müller-Nothmann zur Deutschen Gesellschaft für gesundes Leben und arbeitete anschließend als Redakteur und Assistent der Geschäftsleitung in der PMI Verlagsgruppe in Frankfurt am Main. In den Jahren 1998 und 1999 baute er die Presse- und Informationsstelle des Universitätsklinikums der RWTH Aachen auf und leitete diese. In der Diät- und Ernährungsberatung ist er immer wieder mit dem Problem des Übergewichts und scheiternder Diäten konfrontiert worden.

Als Autor hat Sven-David Müller-Nothmann 36 Bücher herausgegeben, die eine Gesamtauflage von 600 000 Exemplaren erreichen und in sechs Sprachen erscheinen sind. Regelmäßig ist er Gast in TV-Sendungen und moderiert das Fernsehmagezin „Gesund-Zeit" in Leipzig.

Heute ist er in seinem Zentrum für Ernährungskommunikation und Ernährungsberatung sowie in der Praxis von Dr. med. Alexander Mauckner, Internist und Ernährungsmediziner in Aachen, in der Diät- und Ernährungsberatung tätig. Er entwickelt neue diätetische Konzepte und steht als Personalcoach zur Verfügung.

Für seinen ehrenamtlichen Einsatz um die Ernährungsaufklärung verlieh ihm im Juni 2005 der Bundespräsident der Bundesrepublik Deutschland das Bundesverdienstkreuz.

Christiane Weißenberger arbeitet als Diätassistentin und Diabetesassistentin DDG in einer diabetologischen Schwerpunktpraxis in Würzburg. Vor ihrer Ausbildung zur Diätassistentin an der Universitätsklinik Würzburg absolvierte die bekannte Buchautorin eine Ausbildung zur Hauswirtschafterin. Sie hat sich auf die Beratung von Diabetikern und Menschen, die unter Stoffwechselstörungen – wie auch Hyperurikämie und Gicht – leiden, spezialisiert. Außerdem führt sie Adipositasschulungen und Lehrküchenveranstaltungen durch. Zusammen mit Sven-David Müller-Nothmann hat sie bereits mehrere Ratgeber-Kochbücher geschrieben.

Register

Abnehmen 28
Alkohol 34

Bier 34
Bluthochdruck 33
BMI 25

Diabetes mellitus 32
Diät 28

Eisenzufuhr 33
Eiweiße 29
Energiebedarf 25
Ernährung, purinarm 21, 22, 23
Ernährung, purinreich 24

Fettaufnahme 27
Fette 30
Flüssigkeitszufuhr 34
Frischkäse 36

Gelenke 19
Gewicht 25
Gicht und Übergewicht 13
Gicht, Definition 12
Gicht, Formen 16
Gicht, geeignete Lebensmittel 22
Gicht, Geschichte 13
Gicht, Medikamente 20
Gicht, Stadien 16
Gicht, Ursachen 15
Gicht, Volkskrankheit 11
Gichtanfall 17
Gichtanfall, essen und trinken 18
Gichtanfall, Fasten 19
Gichtanfall, Hilfen 18
Gichtanfall, Vorbeugung 18
Gichtrisiko 16

Harnsäure 14, 17
Harnsäurekristalle 12
Harnsäuresteine 20
Hyperlipidämie 31
Hyperurikämie 12

Jodsalz 34

Kalorien 27
Käse 36
Kohlenhydrate 29

Light-Bier 34

Metabolisches Syndrom 13
Mineralstoffe 33
Musterplan, 300 mg Harnsäure 43
Musterplan, 500–600 mg Harnsäure 44

Nieren 19

Purinarme Ernährung 29
Purinarme Ernährung, Fette 30, 31, 32
Purine 14

Rat und Tat 127
Rezepte, Abendessen 92 ff.
Rezepte, Desserts 113 ff.
Rezepte, Frühstück 45 ff.
Rezepte, Mittagessen 56 ff.
Rezepte, Zwischenmalzeiten 113 ff.

Salzen 33
Süßstoffe 32

Therapieziele 20

Vegetarier 35
Vitamine 33

Weichteile 19
Wohlstandskrankheit 11

Zuckeraustauschstoffe 32

Sven-David Müller • Katrin Raschke

Das Kalorien-Nährwert-Lexikon

2., überarbeitete Auflage

2004. 208 Seiten, 15,5 x 21,0 cm, kartoniert
ISBN 3-89993-509-8
€ 12,90 / sFr 21,90

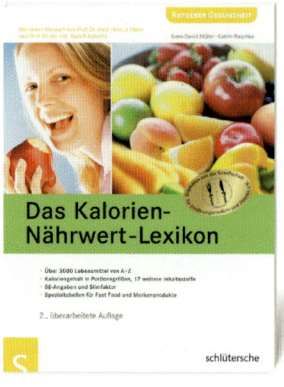

„Ballaststoffe, Eiweiß, Vitamine, Minerale … Wie viele brauchen wir für unsere tägliche Ernährung? Das ‚Kalorien-Nährwert-Lexikon' enthält neben den Zahlenwerten eine sehr übersichtliche, farbige Bewertung der einzelnen Nährstoffe." *Frau mit Herz*

„Unschlagbar praktisch ist, dass über 3000 Lebensmittel im Lexikon alphabetisch aufgelistet sind und mühsames Suchen entfällt." *Natur-Heilkunde Journal*

Sven-David Müller • Prof. Dr. Michael Vogt
Doreen Nothmann

Moderne Ernährungsmärchen

2004. 160 Seiten, 102 Abbildungen, 15,5 x 21,0 cm, kartoniert
ISBN 3-89993-511-X
€ 12,90 / sFr 21,90

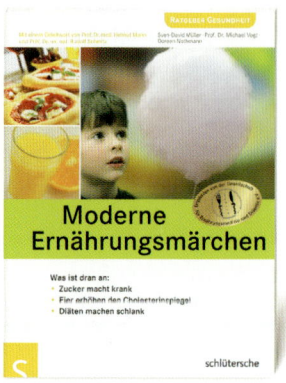

„Ein pfiffig gegliederter Ratgeber, interessant geschrieben, aufschlussreich erklärt." *Braunschweiger Zeitung*

„Ein Buch, das Schluss macht mit geläufigen Irrtümern über das Essen." *Frau im Trend*

„Das neue Buch ‚Moderne Ernährungsmärchen' entzaubert über 70 berüchtigte Ernährungsmärchen." *Schweriner Volkszeitung*

Sven-David Müller

Die Müller-Diät

Dauerhafte Ernährungsumstellung für die Idealfigur

2005. 128 Seiten, 63 Abbildungen, 15,5 x 21,0 cm, kartoniert
ISBN 3-89993-504-7
€ 12,90 / sFr 21,90

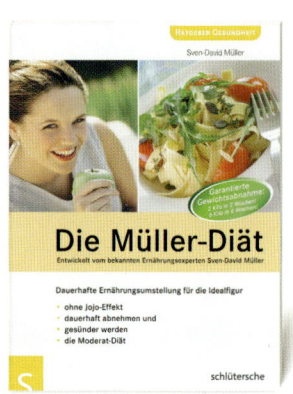

Die Müller-Diät setzt auf die richtige Mischung und Auswahl der verschiedenen Lebensmittel. Nichts ist grundsätzlich verboten. Es gibt Deftiges und Süßes zu jeder Mahlzeit, so dass sie dauerhaft sättigt und zufrieden macht.

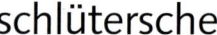

Stand Januar 2006. Änderungen vorbehalten.